„ ....während der Arzt, der sich im anti-miasmatischen Verschreiben auskennt, den Schaum an der Oberfläche übersieht und tiefer eintaucht, indem er nach der prima causa morbi sucht und ein Mittel anwendet, das eine tiefere und engere Beziehung zu der pervertierten Lebenskraft hat." J.H. Allen

VORWORT

Mit diesem kleinen Buch versuche ich einen Überblick über die miasmatischen Symptome zu geben. Im Kopf-zu-Fuß-Schema, ist ein genauer Vergleich der miasmatischen Symptome möglich. Bei der Symptomenzusammenstellung beziehe ich mich im ersten Teil des Buches bewusst auf die Klassiker um Hahnemann, J.H.Allen und Banerjea. In ihrer langjährigen Praxistätigkeit haben sie ihre persönlichen Erfahrungen mit den Miasmen und deren Erscheinungsformen weitergegeben.

Im Anhang ergänze ich die Zusammenstellung mit den Ideen Prafull Vijayakars. Einen Schwerpunkt bildet dabei die Zuordnung der Gemütssymptome zu den Miasmen.

MIASMENSTRUKTURVERGLEICH

In den letzten zwei Jahrhunderten, seitdem Hahnemann die Miasmen entdeckte und seine Theorie dazu entwickelte, sehen wir, dass seine Nachfolger beständig die Miasmentheorie weiter entwickeln. Diese Veränderungen fußen teilweise auf der grundsätzlichen miasmatischen Struktur Hahnemanns, aber einige Autoren verlassen diese Struktur grundlegend. Diese unterschiedlichen Strukturen und Meinungen von Hahnemanns Nachfolgern zu den Miasmen sorgen natürlich für einige Verwirrung und bieten Kritikern den Zündstoff, die Miasmentheorie insgesamt in Frage zu stellen.

IN DER NACHFOLGENDEN TABELLE SIND DIE WESENTLICHEN STRUKTUREN ZU DEN UNTERSCHIEDLICHEN MIASMENTHEORIEN DARGESTELLT:

Miasmenstruktur	Symptome aus der Reaktion auf eine dynamische Infektion entwickelt. Empirisch.	Symptome aus einer Erkrankungsdynamik entwickelt. Über Analogien.	Symptome aus einer psychischen Dynamik entwickelt.
Autoren	S. Hahnemann, J.H.Allen,P.N. Banerjee, S.K. Banergea Y. Laborde usw.	S. Ortega, P. Vijayakar, S.K. Banergea	R. Sankaran
Anzahl der Miasmen	Psora, Syk, Syph (Tub, Carc)	Psor, Syk, Syph(Tub)	Viele Miasmen
Arzneimittelzuordnung	Zuordnung empirisch über den Bezug zur miasmatischen Pathologie.	Durch die psychischen und körperlichen Dynamiken der Symptome.	Durch psychische Symptome zugeordnet. Gruppenzuordnung.
Anzahl der Arzneien	Beschränkt	Keine Beschränkung	Zuordnung zu einem Miasma über die zentrale psychische „Thematik" der Arznei.

Wir sehen, dass Hahnemann seine Miasmentheorie aus der Beobachtung abgeleitet hat, dass bestimmte (chron.) Krankheiten nicht alleine von der Lebenskraft überwunden werden können, und diese Krankheiten auch nicht auf die übliche Weise mit dem ähnlichsten Mittel dauerhaft geheilt werden. Hahnemann beschrieb somit die Miasmen als eine Reaktion auf eine dynamische Infektion, die der Organismus nicht von selbst überwinden kann, und dadurch der Organismus nachfolgend bestimmte chronische Symptome entwickelt. Die Symptome der Miasmen hat Hahnemann jahrelang bei seinen Patienten beobachtet und in seinem Buch "Die chronischen Krankheiten" zusammengestellt. Diese chronischen Grundkrankheiten waren die unvenerische Psora, die Syphilis und die Sykosis. Hahnemann ordnete nur bestimmte Heilmittel den jeweiligen Miasmen zu. Er ging davon aus, dass nur einige der bis dahin geprüften Arzneien in der Lage waren, die Miasmen dauerhaft und gründlich zu heilen. In dieser miasmatischen Systematik Hahnemanns bewegen sich ebenso J.H.Allen, P.N. Banergee und Y. Laborde, auch wenn sie die Symptomenzuordnung der einzelnen Miasmen ergänzten und veränderten.

Die nächste Gruppe von Homöopathen entwickelte eine grundlegend neue Struktur. Diese Homöopathen beschreiben die Miasmen als eine grundlegende Krankheitsdynamik des Organismus, die beim Patienten zu beobachten ist. So beschreibt Ortega die Dynamiken der Psora als Mangel, die Sykosis als Überfluss und die Syphilis als Zerstörung. Vijayakar hingegen entwickelte die Theorie einer zellulären Abwehrreaktion, die sich in der Psora als Entzündungsreaktion, in der Sykosis als Proliferation und in der Syphilis als Zerstörung zeigt. Das heißt, dass alle Symptome, die diesen Dynamiken entsprechen, auch dem jeweiligen Miasma zugeordnet werden können. Folglich haben auch die Arzneien, die solche Dynamiken in ihren Symptomenreihen besitzen, einen dementsprechenden miasmatischen Bezug. Somit werden in dieser Theorie die Arzneien in ihrer miasmatischen Zuordnung wenig beschränkt, da fast alle Arzneien entsprechende Charakteristika in ihren Symptomenreihen abbilden, wobei natürlich viele Arzneimittel einen spezifischen miasmatischen Schwerpunkt besitzen.

Als dritte Miasmenstruktur möchte ich noch die Theorie von R. Sankaran erwähnen. Er beschreibt die Miasmen in einer rein emotionalen und Empfindungs-Dynamik. Nach Sankaran zeigt sich jedes Miasma beim Patienten in einer zentralen Gemütsstruktur. Diese Gemütsstrukturen lassen sich nicht hinreichend mit nur drei Miasmen beim Patienten wiederfinden. Deshalb erweitert er die Anzahl der Miasmen um weitere Zwischenmiasmen. So entstehen eine ganze Reihe weiterer Miasmen wie z. B. das akute, thyphöse, lepröse oder Krebs-Miasma. Die Arzneien werden dabei in ihrer wesentlichen psychischen Dynamik nur einem Miasma zugeordnet.

WAS VERBINDET DIE THEORIEN?

Die ersten beiden von mir oben beschriebenen miasmatischen Theorien haben viele Verknüpfungspunkte. Ein Großteil der miasmatischen Symptome stimmen überein, vor allem wenn man die miasmatische Symptomenzuordnung J.H. Allen betrachtet und mit Vijayakars Ideen vergleicht.

Aber es gibt auch Trennendes. So ordnet J.H. Allen z. B. Exostosen dem syphilitischen Miasma zu, da die Krankheit Syphilis gerne die Knochen angreift. Die Sykosis beschreibt Allen als ein Miasma, das speziell „weiche" Gewebe befällt. Vijayakar hingegen würde eine Exostose eher der Sykosis zuordnen, da es sich um eine gutartige Wucherung von Knochengewebe handelt. Für derart unterschiedliche Symptomenzuordnung gäbe es noch einige Beispiele, wie bereits erwähnt überwiegen bei den körperlichen Symptomen dennoch die Gemeinsamkeiten.

Unterschiede zwischen den beiden ersten Systemen zeigen sich vorallem bei der Zuordnung der Gemütssymptome.

Bei der Symptomenzusammenstellung von J.H. Allen fällt auf, dass er die Gemütssymptome der Sykose und der Tuberkulinie vorwiegend von den beiden entsprechenden Nosoden abzuleiten scheint. Bei der Psora sind überwiegend Gemütssymptome von Calcium carbonicum und Sulfur zugeordnet. Da alle diese Mittel mehrmiasmatisch sind, ist diese Vorgehensweise sehr fragwürdig.

P. Vijayakar bleibt bei der Zuordnung der Gemütssymptome in seinem dynamischen System, wodurch seine Hinweise präziser und nachvollziehbarer erscheinen.

R. Sankaran hingegen reduziert mit seiner Theorie die Miasmen auf eine psychische Erkrankungsdynamik. Diese Theorie hat mit den ursprünglichen Ideen Hahnemanns nicht mehr viel gemein. Sankaran hätte meiner Meinung nach besser daran getan, für seine Theorie nicht den Miasmenbegriff zu wählen. Noch dazu macht Sankaran fast keine Angaben, welche Symptome seinen psychischen Dynamiken zugeordnet werden können.

Die wenigen Angaben und die Zuordnungen der Arzneien zu den Miasmen wirken sehr willkürlich .

Deshalb stellt sich bei Sankaran die Frage, ob so viele Miasmen, deren Erscheinungsformen unklar sind oder sich nur auf bestimmte Gemütszustände beziehen, nicht die gesamte miasmatische Theorie verwässern oder sogar verfälschen.

WARUM VIER VERSCHIEDENE MIASMEN?

Hahnemann kannte zu seiner Zeit die drei Miasmen Psora, Sykosis und Syphilis. Allen, der 70 Jahre nach Hahnemann praktizierte, ging von einem weiteren Miasma, dem tuberkulinischen Miasma aus. Bei Allen ergeben die Symptome des tuberkulinischen Miasmas wie auch der Psora, der Sykosis und der Syphilis ein klares Symptomenbild. Alle vier Miasmen haben ihre spezifischen Symptome, Zeichen und Erkrankungen. Die Existenz der Miasmen ist bei der homöopathischen Anhängerschaft größtenteils unumstritten, ihre Entstehung wird aber durchaus kontrovers diskutiert. Dies gilt insbesondere für das tuberkulinische Miasma.

Beim tuberkulinischen Miasma wird diskutiert, ob es entweder ein eigenständiges Miasma oder ein Teil der Psora darstellt. Für Allen ist das tuberkulinische Miasma eine Verbindung aus Psora und Syphilis. Vijayakar sieht in der Tuberkulose eine Erkrankung in sich, die Abwehrreaktionen der Psora, Sykosis und der Syphilis zeigt. Wir sehen die psorische Abwehrreaktion in der akuten Infektion und dem Primärkomplex. Die Tuberkelbildung in der Lunge, d.h. die chronische Fixierung der Erkrankung, würde nach Vijayakar der Sykosis entsprechen. Die Karvenbildung, die Zerstörung von Lungengewebe oder die miliare Ausbreitung(Metastasierung) entspräche dem syphilitischen Miasma. Somit spricht Vijaykar nicht von einem tuberkulinischen Miasma, sondern von einer tuberkulinischen Diathese oder Konstitution als eine Mischung aus Psora, Sykosis und Syphilis. Ebenso bei Krebs zeigen sich nach Vijayakar die Abwehreaktionen aller drei Miasmen.

Wer hat Recht? Ist es für die Homöopathen überhaupt relevant, wie das tuberkulinische Miasma entstanden und ob es ein Miasma oder eine Diathese ist? Reicht es aus zu wissen, welches die typische Erscheinungsformen und Zeichen des tuberkulinischen Miasmas sind?

Die miasmatische Theorie ist letztendlich eine Arbeitshypothese, die es uns ermöglicht zu verstehen, in welchem Terrain wir uns bei dem Patienten bewegen. Yves Laborde stellt in seinem Buch über die hereditären chronischen Krankheiten eine weitere Variante des tuberkulinischen Miasmas dar. Seiner Meinung nach ist das tuberkulinische Miasma wie bei Allen eine Verbindung aus Psora und Syphilis oder aber eine Verbindung aus Psora und Sykosis. Letzteres ist eine relativ neue Idee. Sie resultiert laut Laborde unter anderem aus der Erfahrung, dass tuberkulinische Kinder oft stark auf Impfungen reagieren, welche die Sykosis aktivieren und der Möglichkeit, nach einer unterdrückten Gonorrhoe eine Tuberkulose zu entwickeln. Hier stellt sich die Frage, ob dieser Zusammenhang ausreicht, um von einer hereditären sykotischen Tuberkulose zu sprechen. Vielleicht bedeutet die beschriebene Reaktionsweise, dass ein latent vorhandenes tuberkulinisches Miasma durch die Unterdrückung einer Gonorrhoe aktiviert wird und nachfolgend eine unheilvolle Verbindung mit der Sykosis eingeht. Ebenso ist es möglich, dass gerade bei tuberkulinischen Kindern eine Impfung eine latente Sykose aktiviert und somit wiederum eine Verbindung aus Tuberkulinie und Sykose entsteht. Diese syko-tuberkulinische Verbindung, die dann neue schwere Krankheitserscheinungen auslöst, wird auch von Allen in seinem Buch über die chronischen Miasmen erwähnt.

Wenn wir uns die Zusammenstellung der Symptome der hereditären sykotischen Tuberkulose bei Laborde anschauen, sehen wir wenig spezifische Symptome; nur eine Zusammenstellung aus klinischen Symptomen des tuberkulinischen und sykotischen Miasmas.

Gleiches gilt für das „neue" hereditäre Krebs-Miasma. Die Symptomenzusammenstellung zeigt klinisch-miasmatische Symptome aus allen Miasmen und einige spezifische Symptome und Key-Notes der Arznei Carcinosinum. Carcinosinum selbst ist natürlich ein mehrmiasmatisches Mittel, d.h. es besitzt Symptome aus allen Miasmen, wobei sein besonderer Schwerpunkt beim tuberkulinischen Miasma liegt. *Aber woher weiß man, welche dieser vielen Carcinosinum-Symptome wirklich spezifisch für das Krebsmiasma sind?* Hier gibt es noch sehr viele Ungewissheiten. Es ist sehr schwierig, eindeutige Symptome des Krebsmiasmas zu benennen. *Können wir es vor dem Hintergrund dieser Unsicherheiten dennoch wagen, ein neues Miasma zu begründen? Warum haben Hahnemann, Allen oder Banerjea nicht ein Krebsmiasma begründet? Was sind die wirklich spezifischen Symptome eines Krebs-Miasmas?*

Ursächlich für Krebs ist in der Regel eine Verbindung aus mehreren Miasmen.

In welcher Familienanamnese finden wir keine Krebserkrankung? Heutzutage finden wir bei unseren Patienten häufig alle Miasmen, sowohl bei den Vorfahren, als auch beim Patienten selbst. Bei diesen Patienten müssen wir alle diese Miasmen behandeln, und wir sollten die verschiedenen miasmatischen Symptome unterscheiden und erkennen, welches Miasma im Vordergrund steht. Genau diese Möglichkeit besteht, wenn wir uns auf die Klassiker besinnen, die hier klare Angaben gemacht haben, wie die vier Miasmen beim Patienten erscheinen.

SO SIMPEL WIE MÖGLICH?

Die Weiterentwicklung der Miasmen mit einer dynamischen Ebene macht das Erlernen der Miasmen leichter. Die Zuordnung der Symptome über einzelne Begriffe vereinfacht das Verständnis der Miasmen. Außerdem ist es ist dadurch möglich, fast alle körperlichen und geistigen Symptome einem bestimmten Miasma zuzuordnen. J.H. Allen hat zwar eine große Auswahl von Symptomen einem oder mehreren Miasmen zugedacht, wir treffen aber immer wieder auf Symptome beim Patienten, die J.H. Allen nicht gelistet hat. Hier ergänzen sich Allens und Vijayakars Angaben zu den Miasmen bzw. Vijayakars Ideen erweitern die Möglichkeit der Zuordnung, auch wenn es manchmal, wie oben erwähnt, zu Widersprüchen in den beiden Systemen kommen kann.

So lässt sich die so typische Anämietendenz der Sykosis schlecht in den Begriff Überfluss einordnen. Ich verwende deshalb für die Sykosis den Begriff „Unkoordiniertheit", wie er ebenso von P. K. Banerjea verwendt wurde. Die „Unkoordiniertheit" der Sykosis führt im Stoffwechsel des Patienten in manchen Bereichen des Körpers zu einem Überfluss (Warzen, Infiltrationen, Steinleiden usw.) und in anderen Bereichen zu einem Mangel an Struktur (Blutarmut, Hernien usw.). Vijayakar verwendet aus dem gleichen Grund die Begriffe Hyper- und Hyposykose.

Für die Psora verwende ich den Begriff „Irritation". Sehr viele Symptome der Psora haben mit Überempfindlichkeit und Überreizung zu tun. Diesem „irritierten Zustand" des psorischen Patienten entspricht das wichtigste Symptom der Psora - der Juckreiz. Juckreiz auf der Haut hat deshalb in vielen Fällen mit der Psora oder einer psorischen Beteiligung zu tun. Aber eben nicht jeder Juckreiz an jeder Stelle. So sind z.B. für J.H.Allen juckende Hämorrhoiden meist sykotischen Ursprungs und haben nicht unbedingt alleine mit der Psora zu tun. Hämorrhoiden zeigen einen Mangel an Fibrin/Elastin an, sie sind somit nach Vijajakar der (Hypo)Sykose zuzuordnen.

DER „ROTE FADEN"!

Für das Verständnis der Miasmen ist es wichtig den „roten Faden" zu entdecken, der sich durch die vielen Symptome hindurch zieht. Dieser „rote Faden" ist das miasmatische Muster, welches wir bei unseren Patienten wieder entdecken müssen. So gesehen ist die miasmatische Arbeitsweise ein „Instrument", um den Patienten und seine Pathologie zu verstehen und in der Fallanalyse ein Simile oder ein Similimum zu finden. Es ist wichtig hier noch einmal zu betonen, dass das Verständnis über die Miasmen alleine noch nicht zu einer Verschreibung führt. Die miasmatische Idee gibt uns Aufschluss darüber, in welchem Terrain wir uns bei dem Patienten bewegen und grenzt damit unsere Mittelwahl ein oder zeigt uns Verschreibungsschwerpunkte auf. Es gibt immer Symptome beim Patienten, die nicht miasmatisch eingeordnet werden können. Ebenso finden wir oft Symptome aus mehreren Miasmen beim Patienten. Entscheidend für die Verschreibung ist eine deutliche Dominanz eines Miasmas. Wir müssen uns die Frage stellen, welches Miasma im Vordergrund steht, oder welches Miasma und entsprechende Symptome beim Patienten zuletzt hinzugekommen sind. Sehen wir klare Hinweise auf ein Miasma, müssen wir ein Mittel auswählen, welches einen deutlichen Bezug zu diesem Miasma besitzt. Bei einer Simile-Verschreibung (siehe unten) suchen wir eine Arznei, die dem aktiven miasmatischen Zustand mit seinen spezifischen Symptomen am ähnlichsten ist. Diese Symptome bilden die Grundlage für die Repertorisation.

- Symptome eines weniger aktiven Miasmas, können für die Repertorisation und die Verschreibung zu diesem Zeitpunkt vernachlässigt werden.
- Entstehen nach der Verschreibung Symptome eines neuen Miasmas, können wir in gleicher Weise fortfahren und auf das jeweils aktive Miasma verordnen.
- Sollten bei einem Patienten mehrere Miasmen gleichwertig aktiv sein, werden dementsprechend die Symptome für die Repertorisation ausgewählt, die diesen Miasmen in ihrer Totalität entsprechen.
- Gesucht wird eine Arznei mit der größtmöglichen Ähnlichkeit zu spezifischen Symptomen aus den aktiven mehrmiasmatischen Zuständen.

Nach der Auswahl und der Repertorisation der wichtigsten miasmatischen Symptome kommen meist mehrere antimiasmatische Arzneien für die Verschreibung in Frage. Deshalb sollten weitere Analyseschritte zur Differenzialdiagnose folgen.

Ich möchte hier einige weitere wichtige Analyseschritte erwähnen:

- **Auffällige, charakteristische Symptome nach §153**
- **Totalität der Symptome**
- **Pathologische Bezüge der Arzneien zur Hauptpathologie**
- **Key-Notes**
- **Auffällige eigentümliche Gemütssymptome oder Gemütsthemen(§ 210)**
- **Causabezüge zur Hauptpathologie**

Diese Analyseschritte sind die Basis der Fallanalyse, auf die sich die meisten Homöopathen berufen.

Weitere, auch „moderne" homöopathische Ansätze könnten an diesem Punkt Verwendung finden.

Die oben erwähnten Analyseschritte ergänzen die miasmatische Fallanalyse und stehen gleichwertig daneben. Wir sollten in der Lage sein, unsere Analyseschritte dem Patienten und seinen Symptomen anzupassen und dürfen nicht umgekehrt den Patienten und seine Symptome in einen von uns selbst beschränkten Analyserahmen pressen. Es ist möglich, dass bei bestimmten Patienten keine eindeutige Symptomenzuordnung zu den einzelnen Miasmen anzutreffen ist. Das miasmatische Bild ist relativ unklar, bzw. es zeigen sich Symptome von mehreren Miasmen, ohne dass klar zu bestimmen ist, welches Miasma im Vordergrund steht. In einem solchen Fall können wir die miasmatische Betrachtung vernachlässigen und nach anderen Wegen der Fallanalyse suchen.

Aber wir sollten auch in einem solchem Fall nie vergessen, auf welchem miasmatischen Terrain wir uns bei diesem Patienten bewegen. Auch wenn nicht unbedingt bei jeder Arzneimittelverschreibung die miasmatische Theorie Verwendung findet, so ist sie trotzdem gerade in der Langzeitbehandlung von großer Bedeutung.

Warum tauchen bei bestimmten Patienten nach Jahren der Behandlung bestimmte Symptome wie aus dem Nichts heraus auf? Ein Erklärungsmuster bietet neben der Heringschen Regel (mit der Rückentwicklung alter Symptome) auch die miasmatische Theorie. Alte Symptome, die beim Patienten auftauchen, können auf ein erneutes Aufflackern eines Miasmas, auf einen Miasmenwechsel oder auf einen Ebenenwechsel in der Pathologie hinweisen.

Deshalb ist es für den miasmatisch arbeitenden Homöopathen so wichtig, die gesamte Entwicklungsgeschichte der Symptome des Patienten und seiner Vorfahren anzuschauen, um die hereditäre und erworbene Miasmatik des Patienten einzuordnen, und dadurch die Entstehung neuer Symptome in der Langzeitbehandlung besser zu verstehen.

Hereditäre miasmatische Krankheiten haben im Gegensatz zu den erworbenen Miasmen keine geordneten Entwicklungsstadien und sind nicht übertragbar.

WIE MÜSSEN SICH DIE MIASMATISCHEN SYMPTOME ENTWICKELN?

Als ein wichtiges Behandlungsschema zur Verlaufsbeurteilung, welche Symptome in Langzeitbehandlung entstehen sollten und welche nicht, gilt die bereits erwähnte Heringsche Regel.

Neuerdings wird vor allem von P. Gienow und P. Vijayakar diskutiert, dass sich die Miasmen bei der homöopathischen Behandlung von der Syphilis zur Sykose und dann zur Psora entwickeln sollten.

Eine solche Entwicklung wird nicht von Hahnemann, Allen und anderen miasmatisch arbeitenden Homöopathen erwähnt. Hahnemann schreibt in den chron. Krankheiten:

Band I (S.106/107) *„War jedoch der Kranke zugleich mit anderen chronischen Leiden behaftet, wie gemeiniglich nach so angreifenden Kuren, als bei Feigwarzen durch die allöopathischen Ärzte geschehen, so findet man oft, latent in ihm schlummerte, auch weil, wenn üble Behandlung der venerischen Schanker-Krankheit vorangegangen war, diese beiden Miasmen zur dreifachen Komplikation nach Syphilis verbunden.*

Da ist es nötig, zuerst den schlimmeren Theile, nämlich der Psora, mit den unten folgenden specifisch-antipsorischen Arzneien zu Hülfe zu kommen, und dann erst die für die Sykosis angezeigten Mittel zu brauchen, ehe man die gehörige Gabe des besten Quecksilber-Präparats, wie man gleich sehen wird, gegen Syphilis verordnet; worauf man dann dieselbe abwechselnde Behandlung; wo nötig, bis zur vollständigen Heilung erneuert."

Hahnemann schreibt vor, zu allererst den „schlimmeren Teil", in diesem Fall die Psora, zu behandeln und sich erst dann um die Sykosis und Syphilis zu kümmern, je nachdem mit welchem Miasma der Patient zu uns kommt. Bei einer dreifachen miasmatischen Belastung gibt er uns keine klare Reihenfolge der Behandlung vor.

Für Vijayakar sollten sich die Symptome bezugnehmend auf sein Modell der zellulären Abwehr immer von der Zerstörung(Syph.) hin zur gutartigen Proliferation(Syk.) und dann zur Entzündung(Psora) entwickeln.

Würde der Verlauf der Erkrankung eine andere Richtung nehmen, spricht Vijayakar von einer Unterdrückung der Symptome in eine tiefere Ebene der Miasmen. Ergänzt wird diese Theorie der Unterdrückung durch seine „Keimblatttheorie", in der er erwähnt, dass sich Krankheiten von Innen nach Außen und innere Störungen zu mehr peripheren Erkrankungen auch innerhalb eines Miasmas entwickelt sollten.

P. Vijaykar versucht mit seinen Mittelverschreibungen stets das Similimum des Patienten(genetisches Similimum) zu finden. Ein Similimum berührt in seiner Wirkung alle Krankheitserscheinungen des Patienten und ist in der Lage, diese dauerhaft auch ohne Mittelwechsel und häufiges Wiederholen zu heilen. Eine solche Verschreibung sollte den von P. Vijayakar erwähnten Verlauf nehmen.

Ein Simile dagegen berührt nicht alle Krankheitserscheinungen und die gesamten miasmatischen Symptome in der Totalität. Folglich werden im Laufe der Behandlung mehrere homöopathische Arzneimittel nötig sein, um den Patienten zu heilen. Symptome, die nicht von der verschriebenen Arznei berührt werden, geben den „Haltepunkt" dieser Arznei an, d.h. den Bereich, den die Arznei nicht heilen kann. Sollten bei einem Patienten z. B. einige syphilitische Symptome durch das Simile nicht in einer angemessenen Zeit geheilt werden, ist dies ein sicheres Anzeichen, dass nun eine Arznei gewählt werden sollte, die diesen syphilitischen Aspekt abdeckt. In diesem Verschreibungsmodus mit mehreren Simile-Gaben kommt es in einem so genannten „Zickzack-Kurs" zur Heilung des Patienten.

MIASMATISCHE ZUORDNUNG ZU DEN ARZNEIEN

Abschließend möchte ich noch einige kurze Anmerkungen zur miasmatischen Zuordnung der Arzneien geben. Eine solche Tabelle dient als Hilfsmittel, um die miasmatischen Hauptbezüge und die Wertigkeiten der Arzneien aufzuzeigen. Natürlich kann die Tabelle nicht vollständig sein. Gerade sogenannte „kleine Mittel" und neu geprüfte Arzneien tauchen in der Tabelle nicht auf, oder sie sind unterrepräsentiert. Dies bedeutet nicht, dass diese Mittel keine antimiasmatische Kraft in spezifischer Ausprägung besitzen. Oft ist die Erfahrung mit diesen Mitteln noch zu gering, um klinische Aspekte und miasmatische Bezüge angeben zu können. Sicher wird es hier in den nächsten Jahren noch viele Ergänzungen geben.

Nach P. Vijayakar haben grundsätzlich alle Arzneien Bezüge zu allen Miasmen, natürlich in unterschiedlicher Ausprägung. Diese Aussagen werden dadurch gestützt, dass es immer wieder Fallveröffentlichungen gibt, in denen vermeintlich „kleine" Arzneien, wie z. B. Belladonna, schwere neurologische(syphilitische) Fälle vollständig heilen.

Die Homoöpathie entwickelt sich gerade in den letzten Jahren beständig in einem rasanten Tempo weiter. Welche neuen Theorien und Entwicklungen sich als hilfreich und sinnvoll für die homöopathische Behandlung erweisen, wird die Zukunft zeigen. Jeder Homöopath sollte sich kritisch, aber auch offen, sein eigenes Urteil bilden.

Matthias Klünder Hamburg, 2010

„Für mich ist ein Arzt, der nicht weiter als bis zu den Symptomen kommt, wie ein Leser, der, wenn er lesen will, immer gezwungen ist, die Worte zu buchstabieren."

J. Compton Burnett

Psora	Sykose	Syphilis	Tuberkulinie
IRRITATION, REIZUNG	**UNKOORDINIERTHEIT**	**DEGENERATION**	**WECHSELHAFTIGKEIT**
Funktionelle Schwäche.	Neigung zu Ablagerungen.	Neigung zu Läsionen.	
Hypotrophie; Hypotonie.	Hypertrophie; Hypertonie.	Dystrophie; Dystonie.	Wechselnde Symptomatik.
Mineralstoffmangel. Hypersensität.	Überproduktion -> Infiltration und Gewächse.	Degenerative Erkrankungen. Zerstörung von Geweben.	Veränderliche Erkrankungen mit schwächlichem Ausdruck. Wechsel in Lokalisation. Gegensätzlich. Periodizität. Blutungen.
Allergisch-lymphatische Diathese.	Harnsaure Diathese. Hyperurikämie; Hypercholerinämie; Hyperlipidämie.	Dyskratische Diathese.	Skrofulose. Störung im lymphatischen System.
Jucken.	Gewächse; Warzen. Anämie.	Ulzerationen; Fissuren; Nekrose.	Wechselhaftigkeit in den körperlichen Symptomen.

Allgemeines

Neurovegetative Disharmonien. Endokrine Störungen. Haut; Schleimhaut.	**Überschiessende Gewebsreaktion an Bindegewebe; Muskeln; Sehnen. Rheumatische Affektionen.**	**Destruktion des Gewebes. Nervengewebe = Paralyse. Haut = tiefe Ulzerationen. Organe = zerstörerische Eiterung.**	**Lymphatische Reaktion und Destruktion. Tuberkulöse Prozesse -> Ulzerationen und käsige Eiterungen.**
Lymphatisches System reagiert stark.	**Bezug zu: Gutartige Gewächse; Zysten; Warzen. Steinbildung in Galle und Niere. Chronische Entzündungen im Beckenbereich und Urogenitalbereich.**	**Bezug zu: Nervensystem; Zähne; Knochen; Periost; Drüsen.**	**Bezug zu: Lunge; Knochen; Leber; Nebenniere. Erkrankungen mit Schwäche und Auszehrung. Einseitige Erkrankungen. Alternierende Erkrankungen. Blutungsneigung.**

Modalitäten

> BESSER			
Physiologische Ausscheidungen; Wärme (äußerlich und innerlich); Ruhe; Liegen.	**Pathologische** Ausscheidungen (häufig grün-gelb); fortgesetzte Bewegung; Umhergehen; Zusammenkrümmen; Strecken; auf dem Bauch liegen.	**Pathologische** Ausscheidungen; Winter; Kälte im Winter; Sonnenaufgang bis Sonnenuntergang; Lagewechsel.	Zeitweise besser durch Körper-, Achsel- und Fußschweiß; Aufbrechen eines alten Geschwürs; Reisen; Ablenkung; trockenes Wetter; frische Luft; Nasenbluten.
< SCHLECHTER			
Winter; Kälte; Lärm; starke Gerüche; zwischen Sonnenauf- und Sonnenuntergang; morgens; Bewegung; Stehen; psychische Aufregung.	Feuchtigkeit; Regen; Nebel; Schnee; kalte Luft; während Gewitter; Wetterwechsel; Fleisch; Anfang der Bewegung; Ruhe.	Wärme; Bettwärme; Schweiße; Sommer; extreme Temperaturen; am Meer; Nachts; Gewitter; Bewegung; leichte Berührung.	Nachts; Gewitter; künstliches Licht; körperliche und geistige Anstrengung; Milch; Früchte; fettige und ölige Speisen; geschlossene, warme Räume.

UNTERDRÜCKUNGEN: **Bringen den latenten Krankheitszustand zur Entwicklung und verschieben das Gleichgewicht vom harmlosen Lokalübel zum ernsten Organübel. Jedes Miasma hat seinen besonderen labilen Angriffspunkt und seine charakteristischen Folgen der Unterdrückung.**

Art/Ort der Unterdrückung

Physiologische Ausscheidung	**Pathologische Ausscheidungen**	**Pathologische Ausscheidungen**	**Pathologische <u>und</u> physiologische Ausscheidungen**
Hautausschläge.	Operative Entfernung von Zysten; Warzen; Fisteln; Fibromen; Myomen.	Fisteln; Ulzerationen; Eiterungen.	Hautausschläge. Partielle Schweisse, insbesondere Fußschweiss.

Folgen der Unterdrückung

Psora	Sykose	Syphilis	Tuberkulinie
Nervliche und psychische Symptome.	**Krankheiten der Becken- und Sexualorgane: Entzündungen; Hypertrophien; Abszesse; Zysten. Kopfschmerzen. Psychotische Zustände. Moralische Entartung.**	**Krankheiten der Hirnhäute und des Gehirns. Lähmungen oder Paralyse. Erkrankungen: Kehlkopf; Augen; Knochen; Knochenhaut.**	**Erregungszustände. Eiterungen. Karvernenbildung. Kopfschmerzen.**

Geistige Zustände

Psora	Sykose	Syphilis	Tuberkulinie
Geistige Irritationen. Ängstlichkeit. Besorgtheit. Befürchtet ein drohendes Unheil. Schnell aus der Fassung zu bringen.	**Unkoordiniertheit im Geist.** Geistesabwesend. Unkoordiniert im Denken und in Wahrnehmungen.	**Destruktive geistige Zustände.** Suizidale Impulse. Grausamkeiten bei Kindern.	**Veränderliche geistige Zustände durch innere Unzufriedenheit.** Wechselnde Berufe; Beschäftigungen; Kleidung und häusliche Einrichtung.
Voller Ideen, aber keine Tendenz diese auch umzusetzen. Theoretisieren, "Vortäuschende Philosophen", "Baut Luftschlösser".	Die Unkoordiniertheit zeigt sich in Gedächtnisschwäche, in dem was er gerade gedacht, getan oder gesagt hat. Macht Fehler beim Schreiben oder Sprechen.	Destruktive Gefühle. Kein Mitleid; keine Sympathien oder Mitgefühl für irgendwas. Auf sich selbst bezogen.	Mangel an Beharrlichkeit. Verlangen zu Reisen, auch wenn der Allgemeinzustand das nicht zuläßt. Kosmopolit. Vagabund.
Der Geist wird übersensibel und überaktiv. Schnell erschöpft -> Hinlegen. Zeigen bei Schwermut ihre Gefühle.	Albernheit. Streitsucht. Fügen anderen Menschen oft Schaden zu; quälen Tiere. Lügen; unehrlich. Immer in Eile. Mürrisch.	Kann sich oder andere leicht zerstören; Zerstörungstrieb. Mangel an Realitätssinn. Unfähig Gefühle zu spüren oder auszudrücken. Verbergen Gefühle.	Verlangt ständig nach neuen oder anderen Dingen. Unvorsichtig: Verlangt nach Dingen, die ihm nicht bekommen. Unkontrolliertes Verlangen: Nach bestimmten Speisen; Sex.
<u>ANGST:</u> Befürchtungen. Furcht vor Unheil; Prüfungen; Krankheit. Vorahnungen. Schreckhaft. Reagieren psychosomatisch. Viele somatische Begleitsymptome bei Schwermut und Ängsten.	<u>ANGST:</u> Wird stark ausgedrückt, sind dem Menschen anzusehen. Viele ängstliche Vorahnungen. Befürchtet sehr krank zu sein. Suizidneigung.	<u>ANGST:</u> Führt zur Seelenqual; Pein: < nachts. Verlangen alleine zu sein bei Melancholie, Depression. Verzweiflung, glaubt an keine Besserung. Furcht vor Nacht. Suizidneigung.	<u>ANGST:</u> Absolute Furchtlosigkeit. Häufig sorglos über die Ernsthaftigkeit seiner Beschwerden. Periodische Ängste. Furcht vor Hunden. Furcht vor Zukunft.
Machen Versteckspiele: Unehrlich, machen Geheimnisse. Egoismus.	Kriminelle Tendenz (P+S). Misstrauisch gegenüber seiner Umgebung; mutwillig boshaft. Rohheit; Heftigkeit. Kleinlich; engstirnig. Unmoralisch. Mangel an Selbstvertrauen.	Extrem idealistische Anschauungen; Revolutionär; anarchistisch- faschistisch; materialistisch. "Retter der Welt". Grössenwahnsinnig.	Hoffnungsvoll. Extreme, heftige Reizbarkeit. Hysterie. Intoleranz.
Leicht gereizt, widerspenstig. Trägheit: Aversion gegen Arbeit. Nimmt kein Bad mehr. Unsauber.	Lebendes Barometer: Zornig bei Wetterwechsel und Gewitter. Kinder wollen ständig gewiegt, getragen oder bewegt werden. Kleptomanie.	Mangel an Pflichtgefühl oder überstarkes Pflichtgefühl. Mangel an Gerechtigkeitssinn. Ruhelosigkeit, treibt aus dem Bett oder fast in den Suizid. Kleptomanie.	Streitsucht; grob; schlecht gelaunt.Wirft mit Gegenständen. Überempfindlich gegen die kleinste Stimulanz. Geistige Symptome < nach Schlaf; Wetterwechsel -> oft zornig und unzufrieden.
Konzentrationsschwierigkeiten. Gedankenleere. Nervöse Schwäche.	Probleme im Kurzzeitgedächtnis. Geistig abwesend.	Künstlerische Begabung. Mentale Paralyse; Gedächtnisschwäche; langsamer Geist. Kinder haben Probleme mit Rechnen. Zwangshandlungen.	Geisteskrankheiten abwechselnd mit Lungenkrankheiten. Problemkinder: Mangel an Begriffsvermögen; stumpfsinnig; mürrisch.
Geräuschempfindlich und Angst vor Menschenmengen. Empfindlich gegen atmosphärische Einflüsse. Zeit vergeht zu schnell oder zu langsam.	Extrovertiert. Eifersucht. Eigensinn. Fixe Ideen. Manien. Macht Geheimnisse. Glaubt jemand sei hinter ihm her, er habe eine Sünde begangen. Zeit vergeht zu langsam.	Introvertiert; erzählt seinen Freunden nichts von seinen Problemen, behält die Depression für sich, sie wird erst sichtbar durch Suizide.	Empfindsam für Musik.
Geistige oder seelische Störungen > durch äusseres Auftreten der Krankheit			
> BESSER			
Physiologische Erscheinungen: Schweiss; Durchfall; starkes Urinieren. Wiedererscheinen alter unterdrückter Hautausschläge.	**Pathologische Ausscheidungen:** Fluor; katarrhalische Absonderungen (besonders nach deren Unterdrückung). Warzenbildung.	**Pathologische Ausscheidungen:** Fluor; katarrhalische Absonderungen (besonders nach deren Unterdrückung). Auftreten eines alten Geschwürs.	**Pathologische und physiologische Ausscheidungen:** Zeitweise durch starken Körper-, Achsel- und Fußschweiss. Aufbrechen eines alten Geschwürs.

KOPF - Kopfschmerz

Psora	Sykose	Syphilis	Tuberkulinie
Häufig: Stirn; Schläfen; Seiten.	Scheitel.	Schädelbasis oder halbseitig.	
> BESSER			
Wärme; Ruhe; Stille; Schlaf; Sonnenuntergang.	Bewegung.	Gegen Morgen; Kälte; Bewegung.	Essen; Nasenbluten; Ruhe; Stille; Schlaf.
> SCHLECHTER			
Morgens; tagsüber; Sonnenbestrahlung; Lesen; Kälte; Ärger; Freude; Gerüche; geistige Anstrengung.	Nachts, um oder nach Mitternacht; frühe Morgenstunden; Liegen; Fahren in Fahrzeugen; körperliche oder geistige Anstrengung.	Nachts; Sonnenhitze; Wärme; Ruhe; Liegen.	Vormittags; Ruhetage; nervliche Erregung; vor Prüfungen; unterdrückte Hautausschläge; Fahren in Fahrzeugen.
	Bandgefühl in der Stirn.	Blutandrang. Bohrt den Kopf in das Kissen. Rollt den Kopf hin und her. Schlagen gegen den Kopf. Kann den Kopf nicht halten. Schmerzen dauern mehrere Tage. Reifen und Bandgefühl.	Blutandrang. Bohrt den Kopf in das Kissen. Rollt den Kopf hin und her. Schlagen gegen den Kopf. Kann den Kopf nicht halten. Schmerzen dauern mehrere Tage. Reifen und Bandgefühl. Muß den Kopf oft Einhüllen. Schulkopfschmerz der Kinder.
Periodischer Kopfschmerz.	KS begleitet von: Ruhelosigkeit; fiebriger Empfindung; Kälte des Körpers; Erschöpfung; mit Fließschnupfen.	KS begleitet von: Schwindel; Unruhe und Schlaflosigkeit. Venen erweitert (Schläfe; Stirn).	Periodischer KS früh im Leben. KS begleitet von: Blutandrang zu Kopf und Brust; kalte Hände und Füsse; Erschöpfung; Mutlosigkeit. Oft Hunger vor den Schmerzen.
	Apoplex	Gehirnhautentzündung. Hydrocephalus. Fontanellenschluss spät. Apoplex. Hirnverkalkung.	Gehirnhautentzündung. Hydrocephalus. Fontanellenschluss spät.

Kopfhaut und Haare

Trockene Ausschläge mit starkem Jucken < abends; in Bettwärme.	Hautausschläge < kalte Luft; Baden.	Hautausschläge > in kalter Luft. Geschwüre.	Feuchte Ausschläge mit Juckreiz. Dicke Krusten.
Weiße Kopfschuppen. Hitze des Kopfes, nachts. Schwitzt am Kopf. Unsaubere Kopfhaut	Kopfschuppen.	Reichlicher Kopfschweiss bei Kinder	Reichlicher Kopfschweiss bei Kindern. Hitze des Kopfes, nachts.
Haarausfall: Besonders nach akuten Erkrankungen (Vorderkopf, Schläfen); nach der Schwangerschaft. Vorzeitiges oder fleckenweises Ergrauen.	Kreisrunder Haarausfall. Tinea circumscripta.	Büschelweiser Haarausfall. Kahlköpfig, beginnt am Scheitel oder den Seiten.	Haarausfall nach: Kopfschmerz; Fieber oder Entbindung.
	GERUCH: Sauer oder fischig.	GERUCH: Sauer; faulig.	GERUCH: Wie Heu; übelriechend.
HAARE:			
Haare brechen; splittern; verfilzen leicht.	Haare glanzlos; spröde; trocken und elektrisiert. Die Frisur hält nicht.	Haare dünn; widerspenstig; fettig.	Haar kleben zusammen; ölig; trocken; wie Hanf oder wie Stroh.
Rachitis. Große Köpfe. Will Kopf bedeckt halten.		Rachits. Asymmetrische Kopfform. Kopf in die Höhe gezogen. Vorgewölbter Stirnhöcker. Exostosen.	Rachitis. Große Köpfe. Läuse.

Schwindel

Fast alle Schwindelarten sind psorisch.	Kommt von Schädelbasis; < beim Bücken; Erwachen.	Kommt von Schädelbasis; < beim Sehen nach oben.	Kommt von Schädelbasis; > Nasenbluten; < Menses. Leichtigkeit im Kopf. Zusammenziehendes Gefühl im Kopf.

SINNESORGANE - Augen

Psora	Sykose	Syphilis	Tuberkulinie
Funktionelle Störungen am Auge. Entzündungen der Bindehäute und der Lidränder. Sandgefühl im Auge. Jucken im Augenwinkel, Reiben bessert nicht.	Starke Blepharitis mit gelb-grünlichem Sekret. Hitze und Sandgefühl unter den Lidern. Starker Tränenfluss.	Lid- und Lidrandentzündung. Hautausschläge um die Augen oder an den Lidern, mit Krusten oder Schuppen. Hornhautentzündungen; Ulzerationen. Degenerative Prozesse u. Entzündungen an Skleren u. Iris.	Lid- und Lidrandentzündung. Hautausschläge um die Augen oder an den Lidern, mit Krusten oder Schuppen. Ulzerationen und Entzündungen an Skleren; Iris; Cornea und Tränenkanal. Lange Wimpern. Glänzende Augen.
Lichtempfindlich, sowohl gegen Tageslicht und Sonnenlicht.		Vererbte Fehlbildung der Augen. Empfindlich gegen künstliches Licht. Pupillen eng; reagieren nicht auf Licht.	Vererbte Fehlbildung der Augen. Empfindlich gegen künstliches Licht. Weite Pupillen bei Frauen und Kindern.
SCHMERZEN			
Viel Brennen und Trockenheit > warme Anwendungen; Schmerz < morgens; tagsüber.	< Wetterwechsel; feuchtes Wetter; Regen..	< nachts, Wärme. > kalte Umschläge.	< nachts; heiße Anwendungen.
Katarakt. Glaukom. Schielen.	Ptose. Rheumatische Affektionen. Gerstenkörner.	Ptose. Optikus-Atrophie. Nystagmus. Strabismus. Trübung der Linse. Ektropium. Entropien. Veränderung der Chorioidea.	Ptose. Exanthemische Kinderkrankheiten machen oft starke Augenentzündungen. Gerstenkörner. Veränderung der Chorioidea.
SEHEN			
Von den verschiedensten Illusionen.		Astigmatismus. Vorübergehende Blindheit.	Astigmatismus.
Kurzsichtigkeit.		Weitsichtigkeit. Starke Brechungsanomalien.	Weitsichtigkeit ab Geburt. Starke Brechungsanomalien.

Ohren

Psora	Sykose	Syphilis	Tuberkulinie
Trockenheit der Ohren und des Gehörgangs. Gehörgänge jucken. Gehörgang schmutzig; schuppig. Ohrschmalz vermehrt oder vermindert.		Viele organ. Ohrenerkrankungen. Ohrkaries; Kalkablagerung i. Mittelohr. Taubheit durch eitrige Entzündung. Andauernde Trommelfellperforation. Ohrläppchen angewachsen.	Sicherheitsventil bei tuberkulinischen Kindern. Ohrenerkrankungen besonders bei fieberhafftten Erkrankungen und Kinderkrankheiten. Schwere Mittelohrentzündung.
		Stinkende Otorrhoe nach Scharlach. Zerstörung der Ohrknöchelchen.	Ohrenschmerzen nachts nach geringer Abkühlung < kalte Luft; Zugluft. Zerstörung der Ohrknöchelchen.
ABSONDERUNGEN			
Aus den Ohren. Schorfe; Schuppen.		Eitrige Absonderungen. Hautausschläge hinter Ohren: Feucht; übelriechend; rissig.	Absonderung riecht wie alter Käse. Hautausschläge hinter den Ohren: Feuchte Ekzeme; Krusten; Schorfe.
HÖREN			
Überempfindlichkeit des Gehörs. Tinitus (leichte Form). Ohrgeräusche; starke Geräuschempfindlichkeit.		Tinitus; Ohrgeräusche < bei Kopfschmerzen.	Ohrgeräusche < bei Kopfschmerzen und während der Menses.

Nase

Psora	Sykose	Syphilis	Tuberkulinie
Überempfindlich gegen alle Gerüche. Gerüche machen Kopfschmerzen; Übelkeit; Schwindel oder Ohnmacht. Nasenbluten, periodisch.	Verlust des Geruchsinns. Die Nase ist rot, mit reichlichen Kapillaren.	Verlust des Geruchsinns. Ulzerationen. Zerstörung des Nasenknochens. Sattelnase.	Exzessives Nasenbluten aus geringem Anlass (Wärme; Anstrengung), besonders bei Kindern. Blutung ist schwer zu stillen > kalte Anwendung.
Trockenheit der Nase. Verstopfung der Nase. Pickel in der Nase, oft am Septum.	Schnupfen dünn; wässrig; scharf; heißes, brennendes Gefühl. Gelb-grüne Absonderungen (fischig). Im kalten Wind viel dünner Schleim.	Dicke Krusten: Dunkel oder grün. Grüne, dunkle Absonderungen.	Absonderungen gelblich mit Geruch nach altem Käse oder Schwefelwasserstoff. Absonderungen retronasal.
	Schniefen der Säuglinge/Kinder.	Schniefen der Säuglinge/Kinder.	
Heuschnupfen (Grundmiasma). Polypen mit Nasenbluten.	Zustände bei Heuschnupfen wechselnd (mal verstopft, mal offen). Polypen (oft trimiasmatisch).	Heuschnupfen in stärkster Form. Polypen (oft trimiasmatisch).	Heuschnupfen (S+T). Bei Katarrhen und Heuschnupfen oft blutiges Sekret. Polypen m. reichlichen Nasenbluten.

Mund / Zähne

Psora	Sykose	Syphilis	Tuberkulinie
LIPPEN			
Lippen rot; geschwollen; brennend; trocken. Brennen der Zunge u. Lippen mit Anschwellung.		Tiefe Risse in den Lippen.	Lippen extrem rot, als ob Blut heraussickern würde. Tiefe Risse in den Lippen.
ZÄHNE			
Zähneknirschen im Schlaf.	Gelbe Farbe. Zahnränder gesägt.	Irreguläre Zahnstellung; Deformitäten; eingekerbte Zähne; Grübchen; Zähne laufen spitz zusammen; gezähnelt; verkrüppelt. Karies am Zahnfleischrand. Zähne brechen ab.	Irreguläre Zahnstellung; Karies. Zahnstein. Lockerung der Zähne, fallen aus. Starkes Zahnfleischbluten. Zahndurchbruch bei Kindern mit starken Schmerzen; Durchfall; Fieber; Krämpfen.
MUND			
<u>GESCHMACK:</u> bitter; süßlich; sauer oder verbrannt. Geschmacksempfindung verfälscht: Brot bitter; Wasser faulig etc.. Langes Nachschmecken. Trockenheit	<u>GESCHMACK:</u> fischig; eitrig; muffig.	<u>GESCHMACK:</u> metallisch, wie Kupfer; süßlich. Einreißen der Mundwinkel. Starker Speichelfluss, oft viskös.	<u>GESCHMACK:</u> blutig; eitrig; faulig; salzig.
Mundfäule bei Kindern. Aphten. Soor. Trockenheit der Zunge.	Speicheldrüsensteine (S+T).	Zahnfleisch zurückgezogen. Atrophie des Zahnfleisches. Ulzerationen im Mund. Feuchte Zunge mit Zahneindrücken. Zungenkrebs.	Zahnfleich zurückgezogen. Atrophie des Zahnfleisches. Ulzerationen im Mund. Speicheldrüsensteine (S+T).
SPRACHE			
Stottern.		Stottern.	

Gesicht

Bläuliches Gesicht; blasse Lippen. Rot und durchscheinend bei Fieber. Heißes Gefühl im Gesicht besonders vor der Menses. Hitzewallungen werden in Gesicht, Augen und Ohren gespürt.	Bläulich; blass; zyanotisch. Zeitweise venöse Kongestionen. Haarwuchs an der Glabella.	Aschfarben; gräulich; alt aussehend; fettig; ölig; bronzefarben.	Bläuliche, dunkle Augenringe: < während Menses. Hektische Flecken. Wechselnde Gesichtsröte, oft mit Fieber. Neigung zu Schwellungen im Gesicht < morgens, nach Schlaf.
	Steifheit von Kiefer- und Gesichtsmuskulatur.	Asymmetrisches Gesicht. Facialislähmung.	Asymmetrisches Gesicht.
Gesichtsschweiss.		Gesichtsschweiss.	Gesichtsschweiss.
Nervöse Tics.		Nervöse Tics.	
Sommersprossen. Erysipel (P+S).	Storchenbiss; Spider naevi. Erysipel (P+S). Warzen. Bartflechte.		Sommersprossen.
Akne vulgaris. Trocken; juckend.	Akne ohne Abs. < vor Menses.	Akne rosacea.	Akne indurata.
	Ausfallen der Barthaare bei Hautausschlägen (S+L). Brechendes Barthaar.	Ausfallen der Barthaare bei Hautausschlägen (S+L). Bartwuchs spärlich oder zu spät.	

Magen -> Nahrungsmittel

Verlangen: Süss; Zucker; scharf; sauer; pikant; Tee; Kaffee; Tabak; Fettes; heiße Nahrung. Schwangere und Kinder essen Unverdauliches. < Fette; zu üppige Speisen; Fleisch. **Abneigung:** gegen gekochte oder gewohnte Speisen.	**Verlangen:** Starke Gewürze; fettes Essen; fette Sossen; Braten; Bier; Alkohol; Liköre; warme Speisen. Ungenügende Verbrennung führt zu gichtigen Ablagerungen in Geweben und Steinbildung. **Abneigung:** gegen Zwiebel.	**Verlangen:** Kalte Speisen und Getränke; Milch. Stimulantien: Tee; Kaffee; Tabak. **Abneigung:** gegen Fleisch.	**Verlangen:** <u>Salz;</u> süß; sauer; geräuchertes und fettes Fleisch; Kartoffeln; Bier; Wein; Tee; Kaffee; Tabak; kalte Speisen u. Getränke; Stimulantien, Delikatessen. Kinder essen Unverdauliches. Launisch im Appetit, weiß nicht wonach, weist Nahrung zurück. > Fühlt sich besser durch Fett; fettes Fleisch.

Magen

Psora	Sykose	Syphilis	Tuberkulinie
Hunger zu unnatürlichen Zeiten, nachts. Hunger mit Gefühl der Hinfälligkeit. Hunger, nach wenigen Bissen satt. Starkes Völlegefühl, mit Hunger. Schwitzt beim Essen.	Kräftige Nahrung, starke Gewürze, Fleisch und Alkohol verstärken die sykotischen Erscheinungen. Mangelnde Assimilation führt zu Anämie.		Hunger zu unnatürlichen Zeiten, nachts. Erschöpft, wenn der Hunger nicht gestillt werden kann. Essen mehr als sie vertragen oder verlangen stark nach Nahrungsmitteln, die sie nicht vertragen.
Leeregefühl Magen; Hunger 11 Uhr. Große Müdigkeit nach dem Essen, besonders Mittags.		Dauernde Magenverstimmung.	Leeregefühl 10 - 11 Uhr. Kein Appetit am Morgen. Hunger bei Kopfschmerzen.
Magenschmerzen: < fette Speisen; > Wärme. Beim Fasten sehr schwach.	Magenschmerzen: > durch Liegen auf dem Bauch; Druck; Bewegung; Erschütterung; Zusammenkrümmen.		< Milch; zuviel stärkehaltige Speisen. Magenverstimmung.
Gasbildung nach Essen. Saures, bitteres Aufstossen. Erbrechen; Würgen. Sodbrennen.	Chronische Gastritis. Krampfartige Schmerzen. Magenpförtnerstenose. Hartnäckige Übelkeit und Erbrechen in der Schwangerschaft	Magengeschwüre. Magen-Krebs. Magenpförtnerstenose. Zwölffingerdarmgeschwür. Vitamin B12 Mangel. Sodbrennen mit Wundheit im Ösophagus.	Magengeschwüre. Duodunalgeschwüre. Erbrechen lange in der Schwangerschaft (S+T).

Abdomen

Psora	Sykose	Syphilis	Tuberkulinie
Rumpeln und Gurgeln in den Därmen < nach Milch; durch kaltes Wasser; Kartoffeln; Bohnen. Auftreibung des Abdomens, < enge Gürtel.	Gallensteine. Gelbsucht (Neugeborene). Peritonitis. Hitze in Lebergegend und Oberbauch.	Milz- und Lebervergrößerung.	Gallenstein bei jungen Menschen (S+T). Frieren am Bauch.
Bauchschmerz bei Kindern. Abkühlung macht Koliken und Durchfall.	Kolikartige Schmerzen mit Schleim und großer Reizbarkeit; Koliken. Dreimonatskoliken (bis 6./7. Monat)	Entzündung; Abszesse der Inguinaldrüsen.	Entzündung; Abszesse der Inguinaldrüsen.
Leberentzündung. Leberzirrhose. Hernie. Cholera infantum.	Leberentzündung. Leberkolik. Leberzirrhose. Abszesse; Verwachsungen. Appendizitis. Leisten-Hernie bei Kindern. Fischige oder eitrige Absonderung aus dem Nabel.	Leberentzündung. Leberzirrhose. Bubonen in der Leiste. Cholera infantum.	Bauch vorgewölbt; schwach; schlaff. Pulsieren der Bauchschlagader. Typhus. Ileus. Hernie. Nabelabsonderung mit Eiter.
DURCHFALL			
Erschöpfend; < nach zuviel Essen; durch Kälte; oft am morgen. > Wärme; leichten Druck. Durchfall durch Gemütserregung. Durchfälle schmerzhaft oder schmerzlos. Wechsel von Durchfall und Obstipation.	Sehr schmerzhafte Durchfälle; < nach Obst; durch Nässe; Wetterwechsel. > Bewegung; Liegen auf dem Bauch; Druck.	Erschöpfend; < am Meer; 5 Uhr morgens; Zahnung. > Gebirge. Durchfall treibt aus dem Bett oder nächtliche Durchfälle. Durchfälle mit warmen oder kaltem Schweiss mit großer Erschöpfung.	< Milch; Kälte; bei Zahnung; morgens; bei kleinen Diätfehlern; heiße Tage und kalte Nächte. Erschöpfende Durchfälle. Nächtliche Durchfälle. Durchfall mit kaltem Schweiss. Durchfälle enthalten Schleim; Blut.
REKTUM			
Würmer: Ascariden; Taenien. Untätigkeit des Rektums. Hämorrhoiden. Anales Jucken. Neigung zu Verstopfung. Vergeblicher Drang. Durchfall bessert die Beschwerden.	Nässender Anus. Juckende Hämorrhoiden mit Bluten. Eitertaschen. Anales Jucken. Proktitis. Fissuren; Fistel; Strikturen. Divertikel. Rektum-Krebs (S+T).	Rektum-Prolaps. Ulzera im Rektum. Tenesmus. Herpetische, oberflächliche Geschwüre der Eingeweideschleimhaut erzeugt Erbrechen. Chronische Verstopfung. Colitis mukosa/ulzerosa. Rektum-Krebs.	Würmer; Oxyuren. Rektumerkrankungen wechseln mit Herz- und Lungenerkrankungen. Hämorrhoidal-Operation kann Asthma; Herzerkrankung oder Lungenblutung auslösen. Fissuren; Fistel; Strikturen. Divertikel. Colitis mukosa/ulzerosa. Rektum-Krebs (S+T).
STUHL			
Schleimig; unverdaut; faulig; wässrig; blutig. Bällchen.	Schleimig; sauer; grün; wässrig; blutig; wundmachend; scharf; schießt heraus; fischig riechend. Stuhl unverdaut.	Schwarz; extrem stinkend; zu hell.	Schleimig; blutig; grau; wenig Gallenfarbstoff; herausschiessend; unverdaut.

Harnorgane

Psora	Sykose	Syphilis	Tuberkulinie
Harnverhaltungen nach Abkühlung oder als Folge anderer Erkrankungen im Bauchraum und besonders der weiblichen Organe. Unfreiwilliger Harnabgang: < Niesen; Husten; Lachen; Gemütserregung.	Krampfartige Schmerzen in der Harnröhre und Blase; Brennen in der Harnröhre. Kinder weinen und schreien beim Wasserlassen. Schmerzen: < vor Gewitter; Regen; während Menses.	Fieberhafte Nierenentzündung.	Blasenentzündung chronisch bei Kindern (S+T). Schwäche und Ruhelosigkeit nach dem Urinieren.
Enuresis nocturna.	Enuresis nocturna, mit Erwachen. Steinbildung in Niere und Blase. Nephritis.	Enuresis nocturna. Striktur der Harnröhre.	Enuresis nocturna, reichlich im ersten Schlaf. Nierensteine bei Jugendlichen(S+T). Harndrang im ersten Schlaf.
URIN			
Sediment im Urin: Bei Fieber; weiß; gelb; rostfarben. Phosphaturie. Schmerzen bei Urinieren durch zuviel Säure im Urin.	Scharf; brennend; wundmachend; sandig; rot oder flockig; wie Pferdeurin.	Reichlich; nachts; zitronengelb; brühend heiß; scharf; brennend.	Blass; farblos; reichlich. Riecht: muffig; aashaft; nach altem Heu; faulig. Bestandteile: Eiweiß; Zucker; Phosphat.

Geschlechtsorgane I

Psora	Sykose	Syphilis	Tuberkulinie
Funktionelle Störungen.	Gonorrhoe; Trichomonaden; Chlamydien; Candida albicans.	Syphilis.	
WEIBLICHE ORGANE			
MENSES			
Menses zu kurz oder zu stark; unterbrochen. Amenorrhoe. Dysmenorrhoe besonders in der Pubertät, ohne Koliken. Alle Formen von Schmerz. Menstruationsbeschwerden werden durch emotionale Disharmonie ausgelöst.	Bei der Menses kolikartige; anfallsweise Schmerzen. Blutung: oft ätzend; klumpig; brennend; riecht fischig; schwer auszuwaschen.	Menses zu früh (2 Wochen); reichliche oder spärliche Blutung.	Menses erschöpfend; verlängert und stark; hellrot; zu früh. Dysmenorrhoe mit Schwindel; Hinfälligkeit; Kopfschmerz; Durchfall; Nasenbluten; Erbrechen; Fieber. Ängstlich; reizbar; Weinen während der Menses. Blass und erschöpft nach der Menses.
Polypen.	Vaginales Jucken. Wundheit. Brennen in der Vagina. Entzündung im kleinen Becken. Zysten: Ovar; Tube; Uterus. Abszesse. Adhäsion. Vergrößerter Uterus. Sterilität. Fehlgeburt 2./3. Monat. Beschwerden: < nach der Geburt. <u>Folge von Abtreibung; Sterilisation.</u> <u>Entzündung Uterus; Ovarien.</u> Polypen.	Empfindliche Vagina. Wunde Stelle an den großen Labien. Geschwüre. Ovarschmerzen, nachts. Uterus-; Vaginal-Ca. Frühgeburten. Abortneigung. Totgeburten. Sterilität. Fruchtwasser: grün; zuviel. Geschwüre. Uterus- und Ovarerkrankungen begleitet von Nervenerkrankungen.	Hautausschläge der Vagina während der Schwangerschaft. Uterusverlagerung, oft retroflektiert. Geburten oft sehr schwer. Kind übertragen. Erschöpfende Wehen. Das Stillen ist oft unmöglich.
FLUOR			
Spärlich; gelblich; weißlich; geruchlos und mild.	Brennend; gelb-grün; scharf; juckend; wundmachend; fischig; unterdrückt. Fluor bei kleinen Mädchen (S+T).	Reichlich, läuft die Beine herunter. Fluor erzeugt Wundheit, < nachts, Bettwärme.	Eitrig; grün wie gekochte Stärke; dick; gelb; meist mild. Fluor nach der Menses. Fluor kleiner Mädchen (S+T).
	<u>Windeldermatitis (schlimme Fälle).</u>		
LIBIDO			
Vermehrtes sexuelles Verlangen. Sexualtrieb fehlt; vermindert.	Viele sexuelle Gedanken, untersucht die Genitalien. Masturbation bei Kindern.	Verlust der Libido. Masturbation bei Kindern. Schmerzhafte Erektion bei Kleinkindern.	Masturbation. Erektion bei Kindern.
MÄNNLICHE ORGANE			
Atrophie der Hoden. Sterilität. Kälte; Zucken Penis. Jucken des Skrotums. Hautausschläge.	Hodenhochstand (S+T). Jucken. Herpes genitalis. Entzündung der Chorda. Röte der Vorhaut. Schmerzhafte Schwellung des Skrotums. Hydrozele. Kondylome.	Hoden an der falschen Stelle. Hodenhochstand Pendelhoden. Rudimentäre Hoden; Penis. Hydrozele. Kondylome.	Hoden an der falschen Stelle. Hodenhochstand (S+T). Varikozele. Hydrozele.

Geschlechtsorgane II

Psora	Sykose	Syphilis	Tuberkulinie
MÄNNLICHE ORGANE			
Sterilität. Impotenz. Erektionsstörungen. Samenergüsse unwillkürlich nachts, 1- 3 x wöchentlich.	Sterilität. Folge von Sterilisation. Hoden-, Nebenhodenentzündung besonders nach unterdrückter Gonorrhoe. Schweiss Genitalien, süsslich.	Sterilität. Impotenz. Phimose. Entzündung und Verhärtung des Samenstranges. Geschwollener, harter Hoden.	Erektion bei Knaben. Nächtliche Samenergüsse, ohne Träume.
PROSTATA			
Absonderung; Vergrößerung; Verhärtung.	Entzündung der Prostata (erworbene Sykose). Schwellung Prostata.		Prostatitis mit erschöpfendem unfreiwilligem Abgang von Sekret oder Ejakulat: < nach Stuhlgang; nach Urinieren.
Absonderung Hanröhre (s. Fluor).	Absonderung Hanröhre (s. Fluor). Die letzten Tropfen verursachen Schmerzen an der Peniswurzel.		

Hals / Kehlkopf

Entzündungen. Jucken; Krampf; Spasmen und alle Arten von Missempfindungen.	Stimmbandpolypen. Papillom. Gewächse im Hals. Stimmritzenkrampf.	Struma; Morbus Basedow. Tonsillitis; Eiterung; Abszesse. Vergrößerte Mandeln. Chronische Geschwüre. Fehlen der Uvula. Hasenscharte. Wolfsrachen. Dermoid-Zyste.	Struma; Morbus Basedow. Abszesse. Geschwüre. Vergrößerte Mandel. Chronische Mandelentzündung. Langer Hals. Gefühl der Zusammenschnürung.
Verhärtete Drüsen.		Verhärtete Drüsen.	Verhärtete Drüsen; perlschnurartig.
		Diphterie; Scharlach.	
Chronische Heiserkeit: < Schnupfen; Reden.		Heiserkeit: < vor der Menses.	
		Erkrankung des Kehlkopf-knorpels. Kehlkopf-Karzinom.	Chronische Kehlkopfentzündung. Schmerzen beim Husten. Schwellung und Geschwüre am Kehlkopf und an den Stimm-bändern. Räusperneigung.

Atmungsorgane - Husten

HUSTEN			
Trocken; spastisch.	Mit geringem Auswurf von klarem Schleim; hart.	Bellend; hart.	Bellend; quälend.
< nachts; Essen; morgens; Liegen im Bett.	< Herbst; Winter; nach Abkühlung; 5 Uhr nachmittags; feuchtes Wetter. > Bauchlage.		
BRONCHITIS			
	Beginnt mit Schnupfen, der abwärts geht.		Tiefer, anhaltender Husten mit eitrigem Auswurf. Erschöpfender Husten.
AUSWURF			
Meist spärlich; geschmacklos.	Schwer herauszubringen; klebrig; grau-gelb; weiss-gelb.	Dick; gelb; eitrig.	Eitrig. Geschmack: Süss; salzig; blutig.
	Schlechte Nasenatmung. Atemnot: > Stuhlgang.	Wundheit von der Kehle bis zum Magen.	Atemnot beim Treppensteigen; in der Höhe.
ASTHMA			
	Spastisches Asthma.	Chronisches Asthma.	Asthma abwechselnd mit rektalen Beschwerden; Fisteln und Hämorrhoiden.
Keine organischen Veränderungen.		Lungenabszess. Lungenfisteln. Kavernöse Tuberkulose bei Kindern.	Lungenabszess. Lungenfisteln. Pleuritis. Keuchhusten.

Brust / Herz

Psora	Sykose	Syphilis	Tuberkulinie
Funktionelle Herzbeschwerden mit Angst.	Relativ geringe Schmerzen und Angst bei Herzerkrankungen. Patienten sterben plötzlich ohne Vorwarnung. Sykot. und syph. Erkrankungen sind meist ernst, werden aber nicht ernst erlebt.	Relativ geringe Schmerzen und Angst bei Herzerkrankungen. Patienten sterben plötzlich ohne Vorwarnung. Sykot. und syph. Erkrankungen sind meist ernst, werden aber nicht ernst erlebt.	
HERZSCHMERZEN			
Stechend; scharf; < Erregung des Gemüts; abends, nachts; Trinken; Essen. > Luftaufstoßen; Liegen; Ruhe.	Von der Herzspitze zur Basis. Schmerzen wie Elektroschocks.	Von der Basis zur Herzspitze.	
	Herzklappenfehler (erworben).	Angeborene Herzfehler. Herzklappenfehler. Missbildung am Herzen. Missbildung des Thorax; Trichterbrust.	Herzklappenfehler. Missbildung am Herzen. Schmale Brustform. Tiefe Schlüsselbeingruben. Eingesunkenes Gebiet im Brustkorb. Hühnerbrust. Unterschiedlich ausgebildete Lungen.
BLUTDRUCK			
Hypotonie.	Hypertonie.	Hypertonie.	Meist hypotone Kreislaufsituation: < Anstrengung; in den Bergen. > Hinlegen.
Angina pectoris. Herzneurose. Bradykardie.	Angina pectoris. Tachykardie. Rheumatische Erkrankung am Herzen. Endo-; Myo-; Perikarditis. Dilatation.	Angina pectoris. Arrythmien. Blutwallungen.	Arrythmien. Perikarditis. Schlechte Herzgefäße. Pleuritis. Herzneurose. Herzwassersucht. Herzinfarkt bei jungen Leuten (S+T).
Herzschwäche mit Völlegefühl. Missempfindungen am Herzen. Nächtliches Herzklopfen: < beim Liegen auf dem Rücken. Herzenge; Beklemmung und Angst. Gefühl, das Herz hört auf zu schlagen. Neigung zu Herzklopfen: < Erregung des Gemüts.	Beklemmung < Wetterwechsel.	Beklemmung < nachts.	Starkes Herzklopfen im Schlaf, nachts beim Aufrichten. Herzklopfen wird im ganzen Körper gespürt. Blutwallungen besonders bei Jugendlichen, oft mit Kopfschmerzen. Blutleere im Kopf in größeren Höhen.
PULS			
	Weicher, langsamer Puls.		Schwach und langsam.
SCHWEISS			
Achselschweiss übelriechend.	Achselschweiss übelriechend. Schweißdrüsenabszess.	Spärliche oder fehlende Achselhaare. Schweißdrüsenabszess.	Achselschweiss übelriechend.
MAMMAE			
Atrophie und Abmagerung der Mammae. Brustwarzen: Feucht und schorfig.		Deformierte Brustwarzen. Späte Brustentwicklung. Abszess der Mammae. Mammaeatrophie, -hypertrophie.	Brustzysten. Abszess der Mammae.

Rücken

Steifheit; schmerzhaft < Heben.	Steifheit; schmerzhaft.		Rückenschmerzen: < Menses.
Schweiß, cervikal: < Schlaf; nachts.			Leichtes Schwitzen am Rücken.
Schwellungen der Nackendrüsen.			
Rückgratverkrümmung.		Spina bifida. Karies der Lumbalwirbel. Rückgratverkrümmung.	

Extremitäten

Psora	Sykose	Syphilis	Tuberkulinie
Neuralgische Schmerzen.	Steif und lahm.	Erkrankungen des Knochens; Periosts; Lymphdrüsen.	Neuralgische Schmerzen.
Hände u. Füße trocken und heiss. Brennende Empfindung in den Handflächen und Fußsohlen. Taubheit; einschlafende Hände bei geringem Druck. Kälteempfindlichkeit einzelner Teile: Knie; Hände; Nase; Ohren.			Brennende Empfindung in den Handflächen und Fußsohlen. Hitze Handteller und Fußsohle. Feuchte; leicht schwitzende Hände oder Füsse, fühlt sich an wie kalter Marmor.
SCHMERZEN			
Ziehende; drückende; brennende Schmerzen.	Schießende; reißende; wandernde Schmerzen. Schmerz in Muskeln und Gelenken, besonders kleine Gelenke.	Bohrende; stechende Schmerzen. Knochenschmerzen. Wachstumsschmerzen.	
> Wärme; in Ruhe; Liegen; Bewegung.	< zu Beginn der Bewegung; beim Bücken; in Ruhe; fallendes Barometer; feucht-warmes und feucht-kaltes Klima; Sturm. > Reiben; Strecken; trockenes Wetter.	< nachts; Beginn der Nacht; bei kaltem und feuchtem Wetter. Ischias < Wetterwechsel, von warm zu kalt.	
	Ischias. Arthritis deformanz. Kalkablagerungen. Gicht. Knacken der Gelenke. Dupuytren Kontraktur. Ischias.	Arthritis deformanz. Rachitis. Hüftluxation angeboren. Hüftdysplasie. Missbildung der Tibia; Klumpfüße; X-Beine; Fingermißbildungen. Knochen/Knochenhautentzündung. Knochensarkome. Glasknochen. Mangelnde Ausbildung der Pfanne. Partieller Riesenwuchs. Krallenzeh. Plattfüße; Senkfüsse.	Ischias. Rachitis. Hüftluxationen angeboren. Idiopatische Schleimbeutel-entzündung. Klumpfüße. Hühneraugen. Fersensporn. Rheumatismus bei Kindern (S+T). Rheumatisches Fieber.
Kann gut laufen, aber schlecht stehen. Leichtes Verstauchen. Krämpfe in den Beinen.	Lähmungen. Empfindliche Fußsohlen. Waden- und Fußsohlenkrämpfe.	Lähmungen. Fehlen des Patellarreflexes.	Mangelnde Koordination der Bewegungen. Ungeschicklichkeit; Dinge fallen leicht aus der Hand. Stolpern. Leichtes Verstauchen. Krämpfe Fußsohle.
	Ödeme; Schwellungen. Striae; Zellulitis. Schweiß zwischen den Oberschenkeln: übelriechend; süßlich.	Ödeme; Schwellungen.	Schwaches Bindegewebe. Übelriechender Fußschweiss. Allgemeine Muskelschwäche.
HÄNDE / FÜSSE:			
Rissige; trockene; aufgesprungene Hände.	Gelbe Flecken auf den Handrücken. Rauhe Handrücken. Jucken zwischen den Fingern und Zehen.	Nagelbettentzündung. Haut zwischen den Zehen ist rot und wund.	Sehr lange Finger; Längenverhältnisse der Finger sind unterschiedlich. Schmale; weiche Hände. Nagelbettentzündung; Panaritium; Entzündung um die Nägel.

Schlaf

Unerfrischender Schlaf mit ängstlichen Träumen. Zucken der Muskeln im Schlaf.		Rollen des Kopfes im Schlaf.	Schreien im Schlaf.

HAUT - Hautausschläge

Psora	Sykose	Syphilis	Tuberkulinie
Trocken; rauh; wie ungewaschen. Juckreiz. Schweiss fehlend.	Fettig; schmierig; ölig.		Feine; durchscheinende Haut. Feucht; vermehrtes Schwitzen oder Schweiss fehlend. Variköse Symptome.
	Warzen; Kondylome: Blumenkohlartig; blutend; feucht; übelriechend.	Warzen; Kondylome; flache Kondylome (lata). Muttermale mit Haarbüscheln.	
Warzen in der Pubertät. Hämangiome.	Dellwarzen; Dornwarzen. Gestielte; spitze; glatte Warzen. Fadenförmige Warzen. Plana juvenilis. Verum vulgaris filiformes. Hahnenkammgewächse. Papillome. Hämangiome. Spider Naevi; rote Naevi.	Dornwarzen. Verum vulgaris filiformes. Hahnenkammgewächse. Hämangiome Papillome.	Dellwarzen; Dornwarzen.
Abszesse; Furunkel.		Abszesse; Karbunkel. Geschwüre; Gangräne; Fisteln.	Abszesse; Furunkel, die reichlich eitern. Geschwüre; Gangräne; Fisteln.
Hautausschläge m. starkem Juckreiz. Kratzen -> Brennen. Juckreiz: < abends; nachts; Waschen. Kleinblasig wie Krätze, geringe Eiterung. Seröse, blutige Absonderung. Fleischfarben; trocken; ausbreitend; kleinpapulös. Psoriasis (P+S). Dünne Schuppen und Krusten, kleieartig. Rissige Hände und Füsse. Urtikaria. Lupus. Scabies.	Unregelmäßige Schuppen und Flecken bei Hautausschlägen. Ekzeme mit Epidermisverlust. Verdickte Haut. Hautausschläge < während der Menses. Erytematöses Ekzem. Psoriasis (P+S). Lichen (S+T). Impetigo contagiosa. Hautpilz. Erysipel. Lupus. Herpes (S+T). Herpes genitalis. Herpes zoster. Bartflechten. Pityriasis versicolor.	Hautausschläge kupferfarben, wie roher Schinken; ohne Juckreiz. Hautausschläge: Um die Gelenke; in Beugen; ringförmig. Dicke Schuppen und Schorfe. Große Blasen. Pemiphigusartig. Erytematöses Ekzem. Pemphigus. Psoriasis hat manchmal auch einen syphilitischem Anteil. Psoriasis plantar und palmar. Lupus. Lepra. Vitiligo.	Hautausschläge: Eitrig; juckend < Waschen; kalte Luft. Hautausschläge mit Fissuren. Pustulöse Ekzeme. Lichen (S+T). Impetigo simplex. Urtikaria. Lupus. Herpes (S+T). Lepra. Scabies. Vitiligo an unbedeckten Stellen. Pityriasis versicolor.
	AKNE: Rote Pickel ohne Absonderungen < vor Menses.	AKNE: Starke, tiefe Akne mit Eiterabsonderung; hinterläßt Narben.	AKNE: Starke, tiefe Akne mit Eiterabsonderung; hinterläßt Narben.
Windpocken. Masern.	Windpocken. Mumps.	Windpocken. Diphterie. Scharlach.	Keuchhusten. Masern.
	Cellulitis; Striae. Hühneraugen.	Haut wird blau bei Kälte.	Frostbeulen. Gänsehaut. Blasse Haut, die schnell bräunt.
Sommersprossen.	Zuviel Behaarung. Pigmentierte Hautstellen.		Sommersprossen. Fettige, ölige Haut.
		Petechien; Hautblutungen.	Petechien; Hautblutungen; Purpura.
	Schlechte Heilung nach OP. Nahtabszesse (S+T).	Narben eingezogen; atrophisch; Keloid.	Schlechte Heilhaut. Nahtabszesse (S+T). Narben eingezogen; atrophisch. Keloid. Narben brechen auf. Starke Reaktion auf Insektenstiche und Stichverletzungen.

Allgemeinsymptome

Psora	Sykose	Syphilis	Tuberkulinie
Krankheitssymptome werden sehr intensiv erlebt und oft in "als ob"-Form geschildert. Viele Begleitsymptome. Langsame Erholung nach einer Erkrankung oder Folgeerkrankung. Abmagerung. Schwache Immunabwehr. Mangel an Lebenswärme, friert am Bauch. Trockenheit. Hitzewallungen. Pulsieren. Brennen an Händen und Füßen.	Sehr langsamer Krankheitsverlauf, wird schnell rückfällig, schleichender Verlauf, selten Fieber. Kann kein Fieber bekommen. Langsame träge Reaktion der Körperabwehr, mit schleppenden Erkrankungsverläufen. Beschwerden langsam; verborgen; träge, aber anhaltend. Wenig oder keine Kinderkrankheiten.	Verschrumpfte, greisenhafte, schlecht gebaute Individuen. Missbildungen: Asymmetrisches Gesicht; Gaumenspalte; Zwergwuchs; Klumpfuss; Aortadysplasie. Zwillingsgeburt. Angeborene Organveränderung. Asymmetrie von Organen. Grosse Statur (Monstren), elegantes Äusseres. Rascher Gewichtsverlust, wie ausgemergelt.	Rascher Wechsel von psychischen und körperlichen Symptomen. Häufig und schwer krank. Leichte Erschöpfung, fühlt sich "müde geboren". Ein Tag zu kalt, der andere zu heiss. Abmagerung. Mangel an Lebenswärme, friert am Bauch. Starke Allergieneigung. Unverträglichkeit von warmer Luft in Räumen.
Patient kann gut gehen; aber nicht still sitzen.	Steif und lahm.	Ruhelos bei Schmerzen, muß sich bewegen.	Der Patient kann gut gehen, aber nicht gut stehen.
Ameisenlaufen; Analgesie; Zittern; Zuckungen; Vollegefühl; Zusammenschnürung. Hitzewallungen im Klimax.	Kinder riechen sauer. Gefühl eines Bandes oder Reifen. Schweiß an der Stirn im Schlaf.	Kind riecht stark stinkend. Starkes Schwitzen erschöpfend. Schweiß, reichlich < Beschwerden.	Kind riecht stark stinkend. Nächtlicher Schweiß erleichtert vorübergehend. Schweiß reichlich, nachts.
AUSSCHEIDUNGEN			
Dünn; wässrig; scharf.	Gallertartig; süßlich; fischig oder sauer.	Scharf mit üblem Geruch.	
Hunger mit Hinfälligkeit. Abneigung gegen Essen. Müde nach dem Essen. Schwäche durch Angst; Erregung; Zorn; geistige Anstrengung; Hunger; in der Schwangerschaft.		Abneigung gegen Fleisch.	Starker Hunger. Verlangen nach kalter Milch und Alkohol.
		Verzögerte Heilungstendenz. Schmerzen im Gaumen; Nase und hinter dem Sternum < nachts.	Wunden bluten stark; eitern; heilen langsam. Konstitutionelle Folgen. Stichverletzung. Tetanus.
Abszesse. Leicht blaue Flecken. Erweiterte Blutgefässe. Krampfadern. Rachitis.	Thrombosen (meist Sykose). Zellulite.	Abszesse. Entwicklungsstillstand. Entwicklungsstörungen. Erweiterte Blutgefässe. Geschwüre mit Krampfadern. Zyanose. Dilatation von Gefäßen, bei Kindern oft am Schädel. Mißbildung von Knochen. Exostosen. Bohrender Knochenschmerz. Nekrose und Karies der Knochen. Arteriosklerose, Alzheimer. Schwere Drogensucht. Angeborener Alkoholismus.	Abszesse. Blutungsneigung. Krampfadern (Gefässe sind fehlerhaft, halten den Druck nicht aus). Bluterkrankheit. Geisteskrankheiten abwechselnd mit Lungenkrankheiten. Morbus Addison. Morbus Basedow. Frühreife Mädchen. Leukämie bei Kindern (S+T). Legasthenie. Höhenkrankheit.
Diabetes.	Unterdrückung von Fisteln. Diabetes (S+T). Gicht. Pocken.	Fisteln. Leukämie. Fehlfunktion der Hormondrüsen. Osteoporose.	Fisteln. Zerstörerische Drüsenprozesse. Diabetes (S+T). Osteoporose.
Masern. Malaria.	Windpocken(S+L). Mumps (S+T). Grippe. Typhus	Windpocken (S+L). Röteln. Toxoplasmose. Scharlach. Mumps. Diphterie.	Masern. Mumps (S+T). Typhus. Keuchhusten. Grippe. Malaria.
	Fettleibigkeit.		Fettleibigkeit bei Kleinkindern.
	Impfungen und Serumtherapien können Sykose aktivieren. Pockenimpfung geht nicht an.		Impfungen sind bei tuberkulinischen Kindern besonders gefährlich (S+T).
Epilepsie. Neuralgien.	Neuralgien.	Epilepsie. Paralyse.	Epilepsie. Neuralgien.
Ohnmacht durch: Angst; Gerüche; in der Schwangerschaft; Prüfung; in der Menschenmenge.		Ohnmacht bei Kopfschmerzen.	
ERKÄLTUNG BEGINNT MIT			
Niesen.	**Schnupfen.**	**Halsschmerzen.**	**Husten.**

Physiognomie

	Psora	Sykose	Syphilis	Tuberkulinie
GESICHT				
	Blass; erdfarben; ungewaschenes Aussehen. Trockene Haut; rauh; gelblich. Durchscheinende Haut bei Fieber.	Bleich; verdickte; grobporig; fettig glänzende Haut. Schweiss im Gesicht. Warzen; Papillome; rote Male. Orangefarbene Verfärbung der Stirn oder Glabella.	Verschrumpfte, greisenhaft, schlecht gebaute Menschen. Asymmetrisches Gesicht. Fettige, schmierige Haut; grau; wie ausgemergelt. Mittelgesicht tiefliegend. Das Gesicht ist zu einer Seite verzogen. Hohe Wangenknochen. Papillome.	Dünnhäutig; durchscheinend; wächsern - sichtbare Adern auf rosigem oder bläulichem Grund. "Kopf hat die Form einer Pyramide auf dem Kopf stehend". Auch bei schwerer Erkrankung wohl aussehend. Hohe Wangenknochen. Rote Flecken bei Fieber.
LIPPEN				
	Lippen rot.		Lippen verdickt.	Lippen verdickt, extrem rot, als würde das Blut herausschiessen.
AUGEN				
	Augenlider entzündet. Bläuliche Augenringe.	Wimpern spärlich.	Augenbrauen unregelmäßig. Wimpern unregelmäßig oder fallen aus.	Weite Pupillen. Rote Lidränder. Leuchtende, funkelnde Augen. Tiefe, bläuliche Augenringe. Eingesunkene Augen. Lange Wimpern.
NASE				
		Rote Nase mit vergrößerten Kapillaren.	Sattelnase. Nase eingesunken.	Nasenflügel sind schmal und eng. Häufige Mundatmung.
HAARE				
	Trocken; glanzlos; stumpf; struppig. Früh ergraut.		Trocken wie Hanf oder ölig und fettig.	Trocken oder feucht. Kleben zusammen.
OHREN				
	Grösse und Form sind normal. Schmutziges Aussehen.		Ohren missgebildet (z. B. eine Seite vergrößert, die andere atrophiert). Lange Ohren. Angewachsene Ohrläppchen.	Blass durchscheinend. Gefässe sichtbar und erweitert.
NÄGEL				
	Trockenheit.	Längsriefen; gerippt; verdickt. Querrillen.	Löffelartig; papierdünn; brechen leicht.	Ausfallen der Nägel. Gezackt an den vorderen Kanten. Weiße Flecken. Brüchig. Risse. Niednägel. Fehlende Wölbung. Unsymmetrisch. Einwachsende Nägel. Schnell wachsend.

Literaturverzeichnis

Allen, J.H. - Die chronischen Miasmen. Band 1 und 2 (Nachdruck 1987 Verlag Rene von Schlick, Aachen)
Banerjea, S.K. - Miasmatic Diagnosis. Practical tips with clinical comparisons.1993 (B. Jain Publisher, New Dehli)
Banerjee, P.N. - Chronic disease, its cause and cure. 1931 (World Homoeopathic Links, New Delhi)
Banerjea, P.K. - Miasms. (Bengal Allen Medical Institute, Calcutta)
Burnett, J.C. - Die Heilbarkeit von Tumoren durch Arzneimittel. 1893 (Nachdruck 1991 Müller & Steinicke, München)
Choudhury, H. - Indications of Miasm.1988 (B. Jain Publisher, New Dehli)
Dimitriadis,G - Die Lehre der Chronischen Krankheiten nach Samuel Hahnemann. 2006 (Verlag Peter Irl, Buchendorf)
Fortier Bernoville, Dr. - Syphilis und Sykose. 1934 (Nachdruck 2005 Verlag Peter Irl, Buchendorf).
Fournier, A. - Hereditäre Syphilis, 1908(Leipzig)
Gienow, P. - Homöopathische Miasmen: die Psora. 2000 (Sonntag-Verlag, Stuttgart)
Gienow, P. - Homöopathische Miasmen: die Sykose. 2003 (Sonntag-Verlag, Stuttgart)
Hahnemann, S. - Die chronischen Krankheiten Theoretischer Teil. 2. Auflage 1835. (Nachdruck 1983 Organon-Verlag, Berg)
Hahnemann, S. - Organon der Heilkunst. 6 Auflage 1842 (Nachdruck 1987 Karl F. Haug Verlag, Heidelberg).
Köhler,G. - Lehrbuch der Homöopathie Band 1. 1982 (Hippokrates Verlag, Stuttgart)
Khedekar, S. - Rubrics and Miasms. 2006 (Faculty, Predictive Homeopathy, Mumbai).
Laborde, Y. - Repertorium miasmatischer Symptome.1992 (Müller & Steinicke, München)
Laborde, Y. & Risch, G. - Die hereditären chronischen Krankheiten. 1998 (Müller & Steinicke, München)
Ortega, S. - Die Miasmenlehre Hahnemanns. 6. Auflage 2005 (Haug Verlag, Heidelberg)
Rehman, A. - Handbuch der homöopathischen Arzneibeziehungen. 1997 (Haug Verlag, Heidelberg)
Roberts, H. A. - Principles and Art of Cure by Homeopathy.1921(B. Jain Publisher, New Dehli)
Sankaran, R. - Das geistige Prinzip der Homöopathie.1995 (Homoeopathic medical Publishers, Mumbai)
Sankaran, R. - Die Substanz der Homöopathie.1997 (Homoeopathic medical Publishers, Mumbai)
Sankaran, R. - Das System der Homöopathie. 2001 (Homoeopathic medical Publishers, Mumbai)
Sankaran, R. - Sankarans Tabellen. 2006 (Homoeopathic medical Publishers, Mumbai)
Schroyens, F. - Synthesis 9,0. 2003 (Hahnemann Institut für homöopathische Dokumentation, Greifenberg)
Vijayakar, P. - Die Theorie der Unterdrückung. 2004 (Kristina Lotz, Ergoldsbach)
Vijayakar, P. - Die Gesetzmäßigkeit der Miasmen. 2004 (Kristina Lotz, Ergoldsbach)
Vijayakar, P. - Schätze und Vorlesungen von Dr. Prafull Vijayakar. 2005 (Peter Irl, Buchendorf)
Tyler,M.L. - Hahnemanns Miasmentheorie: parastäre Mikroorganismen als Ursache chronischer Erkrankungen.1932 (Nachdruck 2006 Verlag Peter Irl, Buchendorf)
Zandvoort van, R. - Repertorium Universale. 2003 (Similimum, Homöopathische Literatur, Ruppichteroth)
Homöopathie Zeitschrift - Sonderheft - Miasmen. 2003 (Homoeopathie-Forum e.V., Gauting)

DIE MIASMEN BEI PRAFULL VIJAYAKAR

Wie bereits im Vorwort erwähnt, vertritt Vijayakar eine dynamische Struktur in seinem Miasmenmodell.
Er beschreibt die Miasmen als Abwehrmechanismen der Zelle. Die erste Abwehr wäre eine physiologische Verteidigung, die der Psora entspräche.
Hier zeigen sich die typischen Entzündungszeichen. Der Organismus ist in einem sensiblen und irritierten Zustand. Die Entzündung dient dazu, Krankheitserreger abzuwehren und zu zerstören, um danach einen Reparatur- und Heilungsprozess in Gang zu setzen.
Reicht diese Abwehrreaktion nicht aus, oder hört die Reizung von außen nicht auf und schwächt weiterhin den Organismus, versucht dieser einen Schutz oder ein Barriere aufzubauen. Nun beginnt die zweite, konstruktive Verteidigungsphase - die Sykose. Verdickungen und vermehrtes Wachstum zeigen sich in Symptomen wie Warzen, Polypen, Zysten oder Ablagerungen.
Sollte auch diese Abwehrmaßnahme nicht ausreichend Schutz bieten, wird der dritte Abwehrmechanismus aktiviert - die destruktive Verteidigung (syphilitisches Miasma). Hier beginnt der Organismus als Abwehrreaktion einen Teil zum Schutze des Gesamten zu zerstören. So entstehen die für das syphilitische Miasma typischen Pathologien wie z.B. Geschwüre, Nekrose oder Autoimmunerkrankungen.
Vijayakar geht davon aus, dass sich mehr oder weniger alle Symptome des Patienten, sowohl auf der Körperebene, als auch bei den Gemütssymptomen, den drei Abwehrreaktionen zuordnen lassen.
Er gibt vor, die Symptome dem passenden Miasma zuzuordnen und immer mit dem „schlimmsten Miasma" die Behandlung zu beginnen. So sollte in der Fallanalyse bei einer syphilitischen Pathologie, welche für Vijayakar die tiefste und schwerwiegendste miasmatische Erkrankung darstellt, der Verschreibungsschwerpunkt immer bei einem syphilitischen Symptom liegen.
Hier wäre also ein möglichst auffälliges, charakteristisches syphilitisches Symptom der „Einstiegspunkt" (Entry-Point) für den Fall. Natürlich sollte eine auf Grundlage von syphilitischen Symptomen ausgewählte Arznei ebenfalls Bezüge zur Gesamtheit der Pathologie und den anderen miasmatischen Symptomen zeigen.

DAS GENETISCHE KONSTITUTIONELLE SIMILIMUM

Nachdem ein Symptom gefunden wurde, das als miasmatischer „Entry-Point" verwendet werden kann, ist es laut Vijayakar immens wichtig, nun einen Abgleich mit den konstitutionellen Allgemein- und Gemütssymptomen des Patienten vorzunehmen, um ein „genetisches Similimum" zu finden.

In folgenden Aspekten zeigt sich der genetische Code:

- **Statur und Aussehen des Individuums**
- **Charakter und Natur des Menschen (Verhalten und Wesensart)**
- **Gefühle, Empfindlichkeiten und Reaktionen, zu denen der Mensch neigt**
- **Ausdruck, Wille, moralisches Empfinden, Intellekt, Beziehungen, Geschwindigkeit und Sprache**
- **Toleranzen gegenüber äußeren Faktoren wie Hitze, Kälte, Sonne, Wind, Mond, Regen, Geräusche, Gerüche, Licht, Berührung, Schmerz usw.**
- **Verlangen und Abneigung, Durst und Appetit**
- **Seitenbeziehungen**
- **Alle psychischen und physischen Symptome, die für den Mensch aussagekräftig sind**

HEILUNGSRICHTUNG

Vijayakar gibt folgende Anweisung für die Heilungsrichtung der Pathologie bzw. der Miasmen vor:

Von Syphilis -> Sykosis -> Psora
Von Syphilis -> Psora
Von Sykosis -> Psora

Innerhalb eines Miasmas sollte sich die Pathologie in Form der „Hering'schen Regel" zurückentwickeln, wobei Vijayakar die „Hering'sche Regel" durch sein „Keimblatt-Modell" um einen zusätzlichen Aspekt erweitert hat*.

In der nachfolgenden Auflistung sind wesentliche Gemütssymptome und körperliche Aspekte der einzelnen Miasmen auf Grundlage der Ideen Vijayakars zugeordnet. Die Zuordnungen, speziell der Gemütssymptome, müssen natürlich in den nächsten Jahren weiter fortlaufend erweitert werden.

**(nachzulesen im Buch von P. Vijayakar-Die Theorie der Unterdrückung).*

Gemütsrubriken nach P. Vijayakar: A - G

Psora	Sykose	Syphilis
Aktivität - Verlangen nach Angst Anstrengung - körperliche Anstrengung - Verlangen nach Beharrlichkeit Beleidigt, leicht Blumen - liebt Blumen	Abhängig von anderen Aktivität - kreative Aktivität, Kreativität Alkoholismus - heimlicher Trinker, Alkoholiker Amüsement, Vergnügen - Verlangen nach Arbeit - Bedürfnis nach geistiger - Routinearbeit Argumentieren - Gewandheit, Geschick beim Ausschweifend, extravagant - Sparsamkeit, aus Mangel an Begeisterung, politisch Begreifen, Auffassungs-vermögen Beschwerden durch - Ansehens; Verlust des Beschwerden durch - Position; durch Verlust der Bestechlich, käuflich, korrupt Bezaubert andere Brütet, grübelt	Abneigung - sich selbst, gegen Abneigung gegen alles Abneigung gegen Familienmitglieder Anarchist Ankleiden, Anziehen - unanständig; kleidet sich Ankleiden, Anziehen - unfähig sich anzuziehen Anorexia nervosa Antworten - eingebildete Fragen Antworten - irrelevant, nicht zur Sache Gehörendes Antworten - zusammenhangslos Antwortet ohne Bezug zur Frage Ausdrücken; sich - kann sich nicht ausdrücken Autismus Beißen Bestechlich, käuflich, korrupt Boshaft Brutalität
Diskutieren - Verlangen zu Ehrlich Elan, Schwung, voller Eleganz, Anmut - keine Eleganz Empfindlich Empfindlich - Grausamkeiten; beim Hören von Empfindlich - Grobheiten, gegen Empfindlich - Kritik; gegen Erregung Erregung - leicht erregt, regt sich schnell auf Erwartungsspannung	Dichtung, schöner Kunst, Verlangen nach Ehrgeiz - erhöht, vermehrt, sehr ehrgeizig Ehrgeiz - erhöht, vermehrt, sehr ehrgeizig - Geld zu verdienen Ehrgeiz - erhöht, vermehrt, sehr ehrgeizig - Ruhm, möchte berühmt werden; nach Eitelkeit Elan, Schwung, voller Eleganz, Anmut Engstirning, beschränkt, borniert Engstirning, beschränkt, borniert, engstirnig in religiösen Fragen Erotisch Euphorie - Fahren; beim - Geschwindigkeit; mit hoher Extravaganz, Maßlosigkeit	Chaotisch Demenz Destruktivität, Zerstörungswut Diktatorisch Distanziert Distanziertheit,abgekapselt Dunkelheit - amel. Dunkelheit - Verlangen nach Ekstase Eleganz, Anmut - keine Eleganz Empfindlich - Mangel an Empfindlichkeit Entfernungen - falsche Einschätzung von Entfremdet Entfremdet - Kindern; flüchtet vor ihren eigenen Entwicklung - Entwicklungsstillstand Euphorie Exzentrizität, Überspanntheit
Farben - Verlangen nach Froh Gehobene Stimmung Geistige Anstrengung - agg. Gemüt - Tanzen Geschäftig, betriebsam Geselligkeit, ist kontaktfreudig Gesellschaft - Verlangen nach Gesten, Gebärden; macht - nervös Gesten, Gebärden; macht - zornig, wütend Gewissenhaft, peinlich genau in bezug auf Kleinigkeiten Grausamkeit - Anblick oder Hören von Grausamkeiten ist unerträglich; der	Fahren, verlangen ein Auto zu - schnell Farben, bezaubert von blau, grün und rot Farben, bezaubert von schwarz, grün, rot und weiß Feigheit Feinschmecker, Gourmand Feste, feiert ausgelassene Fliehen, versucht zu Frivol Frühreif Furcht Gedanken, hartnäckig Gedichte, Verse, Reime - macht Gefallsüchtig, kokett - sehr, zu Gefallsüchtig, zu sehr Geheimnistuerisch, verschlossen Geistige Anstrengung - amel. Geiz Geschäft, Unternehmung - Begabung für Gesten, Gebärden; macht - beruflichen Tätigkeit, seiner gewohnten Gesten, Gebärden; macht - Hände; unwillkürliche Bewegungen der - bedecken - Mund mit den Händen; den Gesten, Gebärden; macht - langsam Gesten, Gebärden; macht - Schauspieler, wie ein Gesten, Gebärden; macht - übertrieben, extravagant Getragen - Verlangen getragen zu werden Geziertheit, Affektiertheit Gier, Habgier, maßloses Begehren - Essen, beim Gier, Habsucht Glücksspiele - Spielleidenschaft Glücksspiele - Spielleidenschaft - Geld zu verdienen; um	Fanatismus Farben, Abneigung gegen Feuer - anzünden; möchte Dinge Fliehen, versucht zu Fliehen, versucht zu - Familie und den Kindern zu fliehen; versucht von ihrer Fluchen, Gotteslästerung, Ordinär, Lästern Furcht - Entsetzen, panische Furcht Furcht - treibt ihn von einem Ort zum anderen Gedanken - zwingend, nötigen ihn, etwas zu tun Gefühllos Geistesabwesend - verträumt Geisteskrankheit, Wahnsinn Geschäft - Abneigung gegen Gesellschaft - Abneigung gegen - allein; amel. wenn Gesellschaft, Abneigung gegen; Verlangen nach Einsamkeit Gespräch, Unterhaltung Abneigung Gespräch, Unterhaltung verschlechtert Gesten, Gebärden; macht - automatisch Gesten, Gebärden; macht - lächerlich oder albern Gesten, Gebärden; macht - sonderbare Posen und Haltungen Gesten, Gebärden; macht - Tics; nervöse Gesten, Gebärden; macht - ungeschickt in bezug auf Gesten, Gebärden; macht - wiederholt dieselben Handlungen Gesten, Gebärden; macht - wild Gesten, Gebärden; macht - wunderlich Gewalttätigkeit Gewissensangst Gleichgültigkeit, Apathie - Verwandten; geg. den Gleichgültigkeit, Apathie - Zukunft; geg. der Grausamkeit Grausamkeit, liebt es Menschen und Tieren Leid zuzufügen

Gemütsrubriken nach P. Vijayakar: H - S

Psora	Sykose	Syphilis
Hast, Eile Hause, zu - Verlangen, nach Hause zu gehen Hitzig, feurig Intellektuell Klagen Konzentration - gut, aktiv	Hart zu Untergebenen und freundlich zu Vorgesetzten Heikel, pingelig Heuchelei Hinterhältig, hinterlistig, falsch, verschlagen Hochmütig, arrogant - Kleidung - besten Kleidungsstücke; trägt gerne seine Hochtrabend, Wichtigtuerisch Höflich - zu höflich, übertrieben höflich Ichbezogenheit, Selbstüberhebung Ideen, Einfälle - Reichtum an, Klarheit des Geistes Ideen, Einfälle - übertriebene Indiskretion, Taktlosigkeit Initiative, Unternehmungsgeist; Mangel an Intellektuell Kindisches Verhalten Klatschsüchtig Kleidung - luxuriöser, prächtiger Kleidung und Ausstattung; Verlangen nach Kleidung, trägt seine beste Klettern, Verlangen zu Konzentration - gut, aktiv Konzentration - schwierig Korrupt, bestechlich Kretinismus Kühn Kummer, Trauer - still Kunst - Talent zur	Hass Haß - Rachsucht; Haß und Heftig, vehement - Gewalttaten führt; Raserei, die zu Hellsehen Herausfordernd Hinterhältig, hinterlistig, falsch, verschlagen - betrügerisch, arglistig Hochgefühl Hochmütig Hysterie Hysterie - lasziv Idiotie Imbezillität Impuls, zu töten Indiskretion, Taktlosigkeit Katalepsie Käuflich, Bestechlich, Korrupt Kindisches Verhalten Klagen, Tag und Nacht Klagen; Beleidigungen über längs vergangene Konflikt - höheren Bewußtheit und der weltlichen Existenz; zwischen der Konzentration, Abneigung gegen Konzentration, unmöglich, ist Kretinismus
Launenhaftigkeit, launisch Lesen - Verlangen Licht - Verlangen nach Liebevoll, voller Zuneigung, herzlich Malen, Malerei - Talent zum Milde Mitgefühl, Mitleid Mitteilsam, gesprächig Mutig Nachgiebigkeit Neugierig Nüchternheit, Besonnenheit Nützlich zu sein; Verlangen	Lächeln Lächeln - niemals Langsamkeit Lasziv, lüstern Lebhaft, munter Lügner Lustig, fröhlich Luxus, Verlangen nach Machtliebe Magnetisiert - Verlangen magnetisiert zu werden Manipulierend Medikamente - Verlangen, große Mengen davon zu schlucken Mitteilsam, gesprächig Mutig Nachahmung, Imitation Nachtschwärmerei, Schwelgerei Nüchternheit, Besonnenheit	Lachen - hysterisch Lachen - unmäßig Lachen - unwillkürlich Lachen, hysterisch Lasziv, lüstern Liebe - Perversion; sexuelle Manie Masochismus Moralischem Empfinden; Mangel an Moralischem Empfinden; Mangel an - Verbrecher zu werden, ohne Reue; Neigung zum Mutig, abwechselnd mit Entmutigung Mutwillig, boshaft Nackt sein, möchte Neid Nymphomanie
Offenherzig Reizbarkeit, Gereiztheit Sachlich, vernünftig Schreckliches und traurige Geschichten greifen sie stark an Schüchternheit, Zaghaftigkeit Selbstbetrachtung Selbstvertrauen - Mangel an Selbstvertrauen Sentimental, schwärmerisch, rührselig Sorgen, voller Sorgsamkeit, Sorgfalt Sprache - flüssig, gewandt Störungen; Abneigung gegen	Offenherzig Optimistisch Pedantisch, schulmeisterlich Philosophie, Begabung für Philosophische Themen, grübelt nach über Pläne, besteht auf deren Ausführung Pläne, in Bezug auf die Zukunft Pläne, mutig, kühne Politisch Possen, spielt Prahler Redegewandt Redseligkeit; Geschwätzigkeit Redseligkeit; Geschwätzigkeit - lebhaft Respekt - meint, er verdiene Respekt - Verlangen nach Sammelt vieles Schließen der Augen amel. Schmeicheln - Verlangen, daß man ihm schmeichelt Schmeichlerisch Schöne Dinge - Sehnsucht nach Schüchternheit, Zaghaftigkeit	Pflicht - kein Pflichtgefühl Phantasien - versunken in Phantasien - verworren Qualvolle Angst Raserei, Tobsucht, Wut Raserei, Tobsucht, Wut - mutwillig, boshaft Raserei, Widerspruch, durch Religiöse Gemütsstörungen, Störungen in bezug auf die Religiosität - Mangel an religiösem Gefühl Respekt, Ehrfurcht vor seiner Umgebung - Mangel an Revolutionär Satyriasis Schamlos Schizophrenie Schizophrenie - paranoid Schlagen Schmutzig Schmutzig - uriniert absichtlich - Haus; im Schneiden, verstümmeln oder aufzuschlitzen; Verlangen zu - andere Schneiden, Verstümmeln, aufzuschlitzen, Verlangen zu Seltsam, eigenartig - verschroben, wunderlich

Gemütsrubriken nach P. Vijayakar: S - Z

Psora	Sykose	Syphilis
Taten - gute Taten zu vollbringen; Verlangen Trost - amel. Unbehagen Ungeschicklichkeit	Schulden, macht bei jedem, pumpt jeden an Selbstkontrolle - erhöht Selbstsucht, Egoismus Selbstvertrauen, Mangel an Simuliert - krank zu sein Sinnlich Spaßen Spielen, Verlangen Spotten - Satire, Lust an Sprache - flüssig, gewandt Sprache - lebhaft Sprache - übertrieben, extravagant Springen Tanzen - amel. Tanzen - Rhythmus; mit ausgeprägtem Gefühl für Taten - große Taten, Großartiges vollbringen; Gefühl als könne er Taubheit, vorgetäuschte Theoretisieren Überaktiv Übertreiben Übertreiben - Symptome; übertreibt ihre Unaufrichtig Undankbar Untröstlich Unzufrieden	Sinne - verwirrt, durcheinander Sonderbar, fremd, merkwürdig - alles erscheint Sprache - verworren Stimmung, Laune - abweisend, zurückweisend Suizidalität Tanzen - grotesk Tanzen - Unfähigkeit zum Tod - Gedanken an den Tod Tod - Gefühl des Todes Tod - Gewißheit des (eigenen) Todes Tod - Vorahnung des Todes Tod - wünscht sich den Tod, möchte sterben Töten, Verlangen zu Trost verschlechtert Trost, verweigert , über sein Unglück Ungehorsam Ungeschicklichkeit Unverschämtheit Unwirklich - alles scheint Unzüchtig, obszön Unzüchtig, obszön - Sprechen Unzufrieden - allem; mit
Vertrauensvoll Wachsam Weinen - leicht Wohlwollen, Güte	Vergnügen, sucht nach Verlangen nach - dies und jenem, nach Verlangen nach - zahlreichen, verschiedenen Dingen, nach Verlangen nach - zahlreichen, verschiedenen Dingen, nach - schwer zu bekommen sind, die Verlangen, Wunsch nach - voller Verlangen Verlangen, Wunsch nach - voller Verlangen - mehr als sie braucht Verlegenheit, Beschwerden durch Verschwenderisch Verstandesschärfe, gesteigerte Verstecken - sich Vorurteile, voreingenommen, parteiisch Wichtigtuerisch, pompös Widerspruch - verträgt keinen Widerspruch Witzig, geistreich Wohlwollen, Güte(erwartet einen Ausgleich) Wortgewandt, beredsam, überzeugend Wucherer Wunsch nach - voller Verlangen - Erhabenheit, Größe; Verlangen nach Wunsch nach - voller Verlangen - mehr als sie braucht	Verächtlich, Geringschätzig Veränderungen - Verlangen nach Verbittert, verärgert Verlangen, Wunsch nach - nichts; nach Verläßt - Kinder, seine eigenen Verleumden, Neigung zu Vernachlässigt - alles Verstümmelt seinen Körper Verwechseln - Gedanken und Dinge Verwechseln - Gegenwart mit der Vergangenheit Verwirrung Verwirrung, geistige Verwirrung, Identität, in Bezug auf die Verwirrung, Traum, wie in einem Verzweiflung Wahnideen Wahnsinn Wahnsinn, religiös Waschen - Verlangen zu waschen - Hände; wäscht sich ständig die Wäscht sich ständig die Hände Widerspenstig Widersprechen, Neigung zum Widerspruch duldet keinen Widersprüchlich, Handlungen stehen im Widerspruch zu den Absichten Widerstreit mit sich selbst
Zweifelt	Zudringlich, aufdringlich Zügellosigkeit, sexuelle Ausschweifung Zurückhaltend, reserviert Zuversicht	Zählt, andauernd Zählt, andauernd, einmal au Französisch ein anderes Mal auf Englisch, ein drittes Mal in beiden Sprachen Zerbricht Dinge - Verlangen; Dingen zu zerbrechen Zerreißt - Gegenstände Zorn unterdrückt Zufrieden Zurückgeblieben, retardiert; geistig Zwanghaftigkeit

Miasmen nach P. Vijayakar

Psora	Sykose		Syphilis	
✗ Primäre physiologische Verteidigung ✗ Veränderte Sensibilität, Irritation, akute Entzündung ✗ Entzündungszeichen: Calor, Rubor, Dolor, Tumor, Functio-Laesa	✗ Morphologisch konstruktive Verteidigung ✗ Veränderung der Reproduktion ✗ Zunahme der Reproduktion: Hypersykose ✗ Abnahme der Reproduktion: Hyposykose		✗ Morphologisch destruktive Verteidigung ✗ Zerstörung, Degeneration	
	HYPERSYKOSE	HYPOSYKOSE	I. NEKROSE	II. APOPTOSE
• Juckreiz, Dermatitis, Exanthem, Ekzem, Akne, Impetigo, Furunkel • Entzündung, Aphten • Akute Konjunktivitis, Blepharitis, Otitis externa/media • Akute Rhinitis, Pharyngitis, Tonsillitis, Bronchitis, Pneumonie • Allergische Rhinitis, Asthma • Akute Ösophagitis, Gastritis, Diarrhoe, Colitis, Cholangitis, Hepatitis, Pankreatitis • Akute Proktitis, Appendizitis, Reizdarm, Würmer • Akute Cystitis, Urethritis, Vaginitis, Nephritis • Akute Arthritis, Myositis, Tenditis, Bursitis, Spondylitis, Laryngitis mit Heiserkeit • Entzündung von Knorpeln, Lymphangitis • Akute Pleuritis, Myokarditis, Endokarditis, Perikarditis, Vaskulitis, Meningitis, Enzephalitis • Primärkomplex bei Tuberkulose • Akute spasmodische Beschwerden, Neuralgien, Ischiagien, Krämpfe • Diabetis bei Belastung, akute Thyreoditis • Periphere Neuropathie, Epilepsie	• Chronische Entzündung- Verhärtung • Hyperthrophie, Hyperplasie • Warzen, Wucherungen, Polypen • Organvergrößerung • Hyperlipidämie, Hypercholesterinämie • Hyperproteinämie, Ketose, Hyperglobulinämie • Diabetis • Schwellungen, Ödeme, Wasserretension, Ascitis, Anasarka, Zysten, Blasen • Hypernatriämie, Hyperkaliämie, Hyperkalzämie, Gicht • Verhärtung, fibose, Induration, Arterio-Sklerose • Konstristion, Striktur, Stenose • Steinleiden • Hypermelanosis, Hyperpigmentierung, Braune Flecken, Leberflecken • Exostose, Osteophyten, Osteom • Hämangion, Angiom, Aneurysma • Hühneraugen, Schwielen, Wucherungen, Tinea • Jedes Wachstum in jedem Organsystem	• Hypolipämie, Hypoproteinämie, Abnahme von Globulin, Albumin • Hypoglykämie, Hypokalzämie, Osteoporose • Mangel an Fibrin (Dilatation von Organen) • Elastizitätsmangel, Erschlaffung von Gewebe, Muskeln und Sehnen • Prolaps, Ptose, Hernien, Varikose, Hämorrhoiden, Aneurysma etc. • Hypopigmentation(Pityriasis versicolor) • Anämie	• Ulzeration • Gangrän • Lazeration • Blutungen • tiefe blutende Risse • entstellte Wundheilung etc.	• Autoimmunkrankheiten • Geschwüre • Akute, chron. Nierenversagen • Herzinfakt • Atelektase der Lunge, Emphysem • Motoneuron-Erkrankungen, Parkinson, zerebrale Paralyse • Krebs, kanzeröse Ulzera etc.
PSORISCHE AUSLÖSER	SYKOTISCHE AUSLÖSER		SYPHILITISCHE AUSLÖSER	
Psorische Konstitutionen sind empfindlich gegen: ➡ Reizbarkeit, Zorn, Verletzung, milder Kummer ➡ Ängste, Sorgen, Erwartungsspannung ➡ Gereizt wenn sie zum Antworten gezwungen werden ➡ Empfindlich gegen Kritik, Streit, Freude, Licht, Geräusche, Musik, Gerüche, Berührung, Schmerz	Sykotische Konstitutionen sind empfindlich und gestresst. Die Krankheitserscheinungen sind langsam und lang anhaltend. ➡ langanhaltender Kummer, Verärgerung, Stress ➡ Wiederholtes Grübeln über enttäuschte Liebe ➡ Unterdrückter Zorn, Kränkung ➡ Kummer durch Geldverlust, der Position, Liebe ➡ Geschäftliche Sorgen, häusliche Sorgen		➡ Schock, Beschimpfungen, Erniedrigung, Missbrauch ➡ Verletzungen ➡ Plötzlicher Zorn, Raserei ➡ Panik ➡ Stark unterdrückter Zorn ➡ Plötzlicher Verlust von geliebten Menschen und Tieren ➡ Plötzliche Freude ➡ Plötzlicher Verlust im Geschäft, Geld, Ehre ➡ Drogen und Unterdrückung ➡ Physische Traumen	